◆ 不思議な「心」のメカニズムが一目でわかる ◆

境界性パーソナリティ障害の人の気持ちがわかる本

監修 † 牛島定信
市ヶ谷ひもろぎクリニック

kokoro library
こころライブラリー イラスト版

講談社

まえがき

本書は境界性パーソナリティ障害の人の気持ちを考える本ですが、一般論として述べるのはたいへんむずかしいことです。本書で解説しているような気持ちをもたない人もいるでしょう。医師によっても解釈のしかたは違います。

私は、境界性パーソナリティ障害は病気ではないと思っています。いわば「思春期挫《ざ》折《せつ》症候群」。思春期の発達上の問題をうまくのりこえられなかったがゆえに、落ち込んでしまい、幼児のようになっているのです。

今は思春期の発達のしかたがかなり変わっています。その問題とかかわって、境界性パーソナリティ障害が起こってきています。人間関係でうまくいかないと手首を切り、周囲を混乱させる。それだけが境界性パーソナリティ障害ではありません。それは最終的なかたちです。

最後まで追い詰める前に、なにに苦しんでいるのか、気持ちを考えてあげたい。人間関係上で困ることや対応で困ること、具体的な生活の場面でどうすればいいかを、ひとつひとつ見ていけば、回復していきます。

本人は自分をひじょうにつまらない人間だと思い込んでしまっています。友達とのつきあい方もわからない。親からの自立もできない。本人を責めてもしかたがありません。社会について勉強する場がなかったのです。これから苦労しながら、社会を知る機会、おとなになる機会をなんとかとらえていくしかありません。

今の若者は「仲間」をひじょうに大切にします。大学を卒業する人たちも、学問はさておき、仲間を得たことが最大の収穫です、などと言います。学校を卒業するとヤングアダルトになりますが、そのときはじめて、思春期になる途《みち》を歩きはじめるのだと思います。社会に出てから得る仲間は、戦友です。そういう仲間体験をもつことが、心を強くするのです。

本書のテーマは境界性パーソナリティ障害の人だけでなく、現代の若者に共通します。多くの人が本書を手にしてくれれば幸いです。

市ケ谷ひもろぎクリニック　**牛島定信**

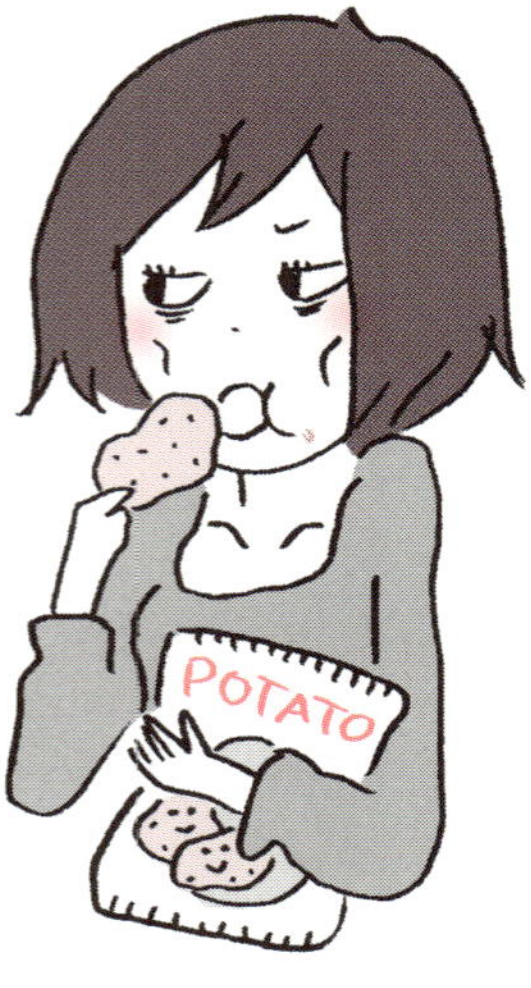
POTATO

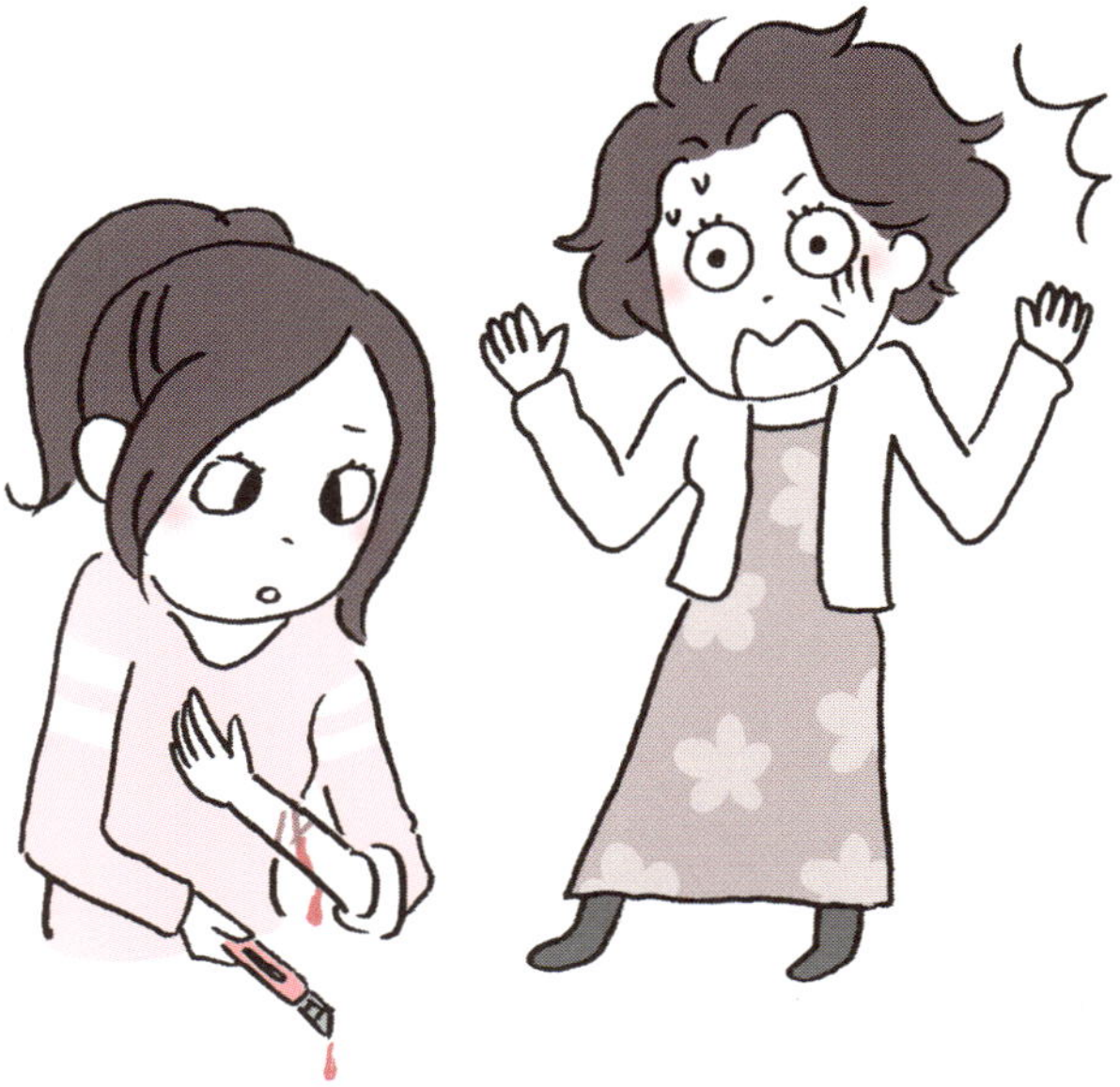

2 どういう人間なのか自分がわからない

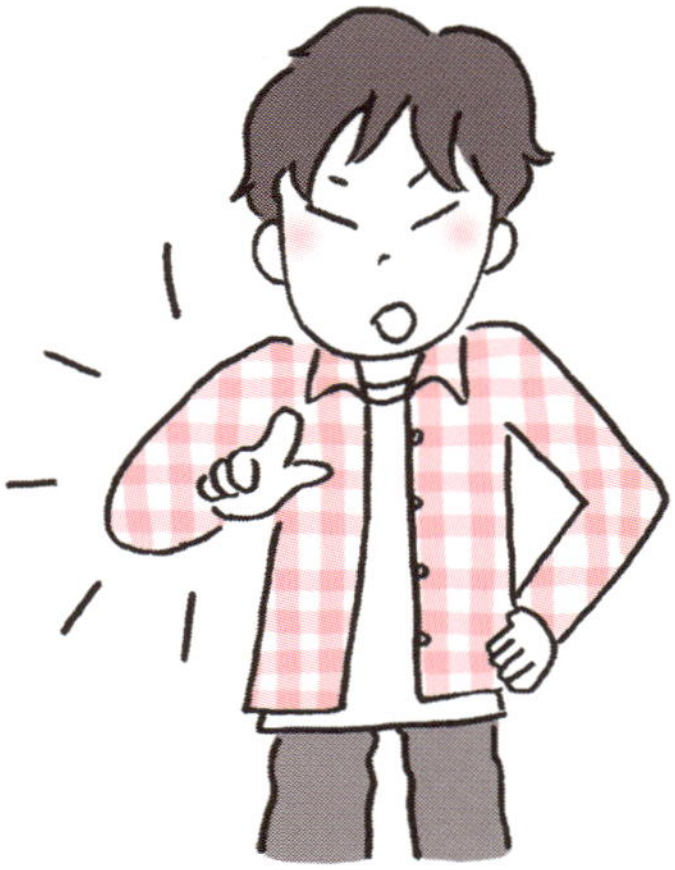

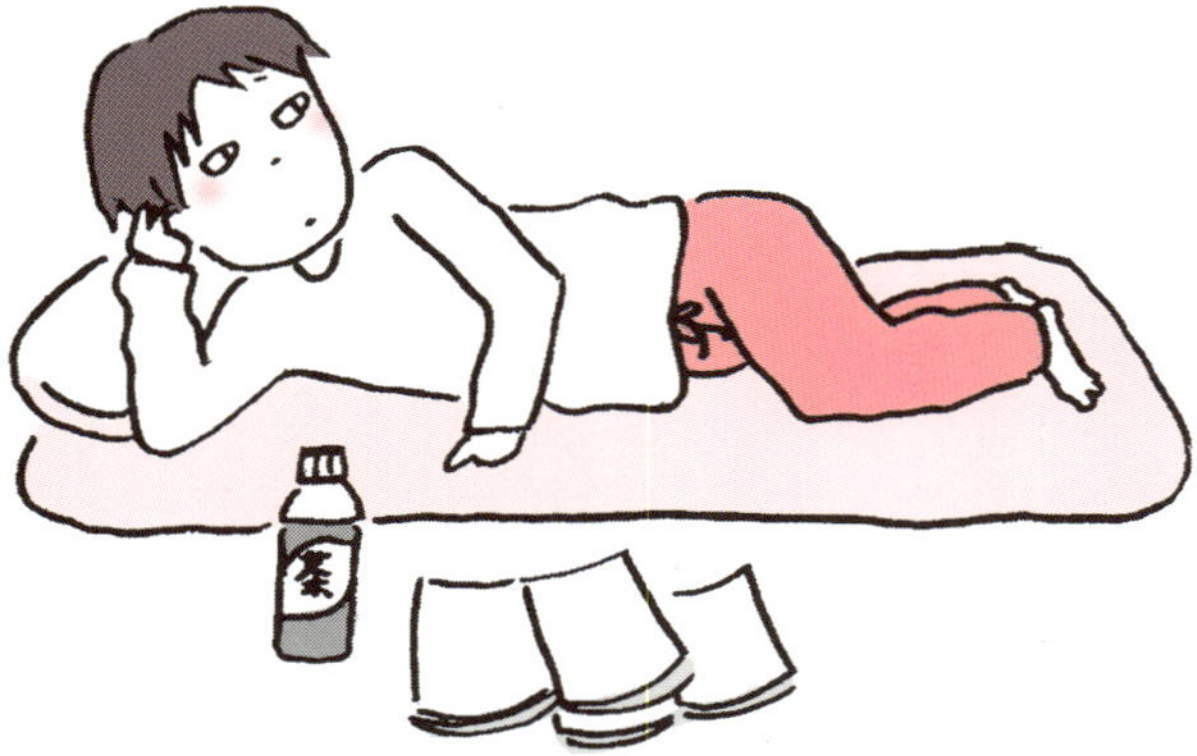

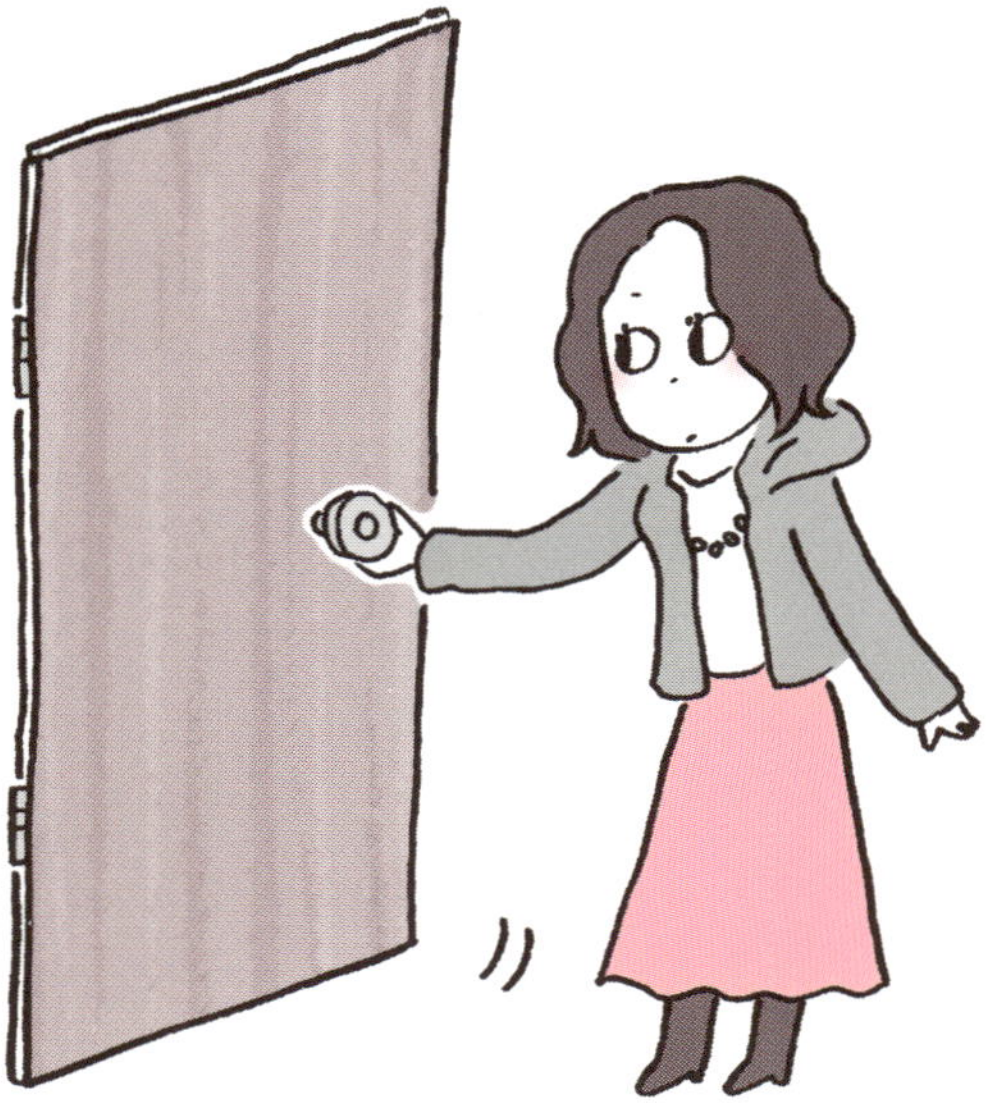

4 医師への信頼と不信にゆらぐ

解説

「境界」の意味はひとつではない

もともとは

神経症と統合失調症との境界にある疾患という意味でした。

神経症

不安やストレスが強く、心の問題が症状になる。不安障害など

統合失調症

幻覚、妄想《もうそう》があり、現実のとらえ方がゆがんでしまう精神疾患

どちらとも診断できない

あらゆるところでボーダーレスに

家族

父親と母親だけでなくきょうだいも含め、家族のあり方が変わった。離婚、内縁、事実婚なども

世代

子どもとおとなの境界があいまい。おとなになる年代もずれて、遅くなっている

性的役割

女性、男性それぞれに期待される役割がないか、変わった

病気と障害

パーソナリティ障害や発達障害のように、病気とも障害とも言えない人が増えた

境界性パーソナリティ障害は、英語ではボーダーライン・パーソナリティ・ディスオーダー（Borderline Personality Disorder）という

現代はボーダーレスの時代

さまざまな規制がゆるくなった現代、ものごとや人間関係など、あらゆる面で境界があいまいになっています。個の自由が広がった反面、弊害も生まれるのは、当然のなりゆきでしょう。

境界性パーソナリティ障害は、境界が希薄な現代に、うまく適応できない障害です。学校、職場などでさまざまなトラブルを起こし、問題となります。

トラブルのもとにある見捨てられ不安

片時も離れたくない恋人だったのに、鬼のような形相でどなりまくる。
単なる友人なのに、夜中までつきあわせ、翌日には一転して罵倒《ばとう》する……。
不安定な気持ちや言動のもとにあるのは
相手に見捨てられるかもしれないという不安です。
しかし、その不安は本人が思い込むだけで
相手にしてみれば、まったくその気はないことがほとんど。
なにに怒っているのか見当もつきません。

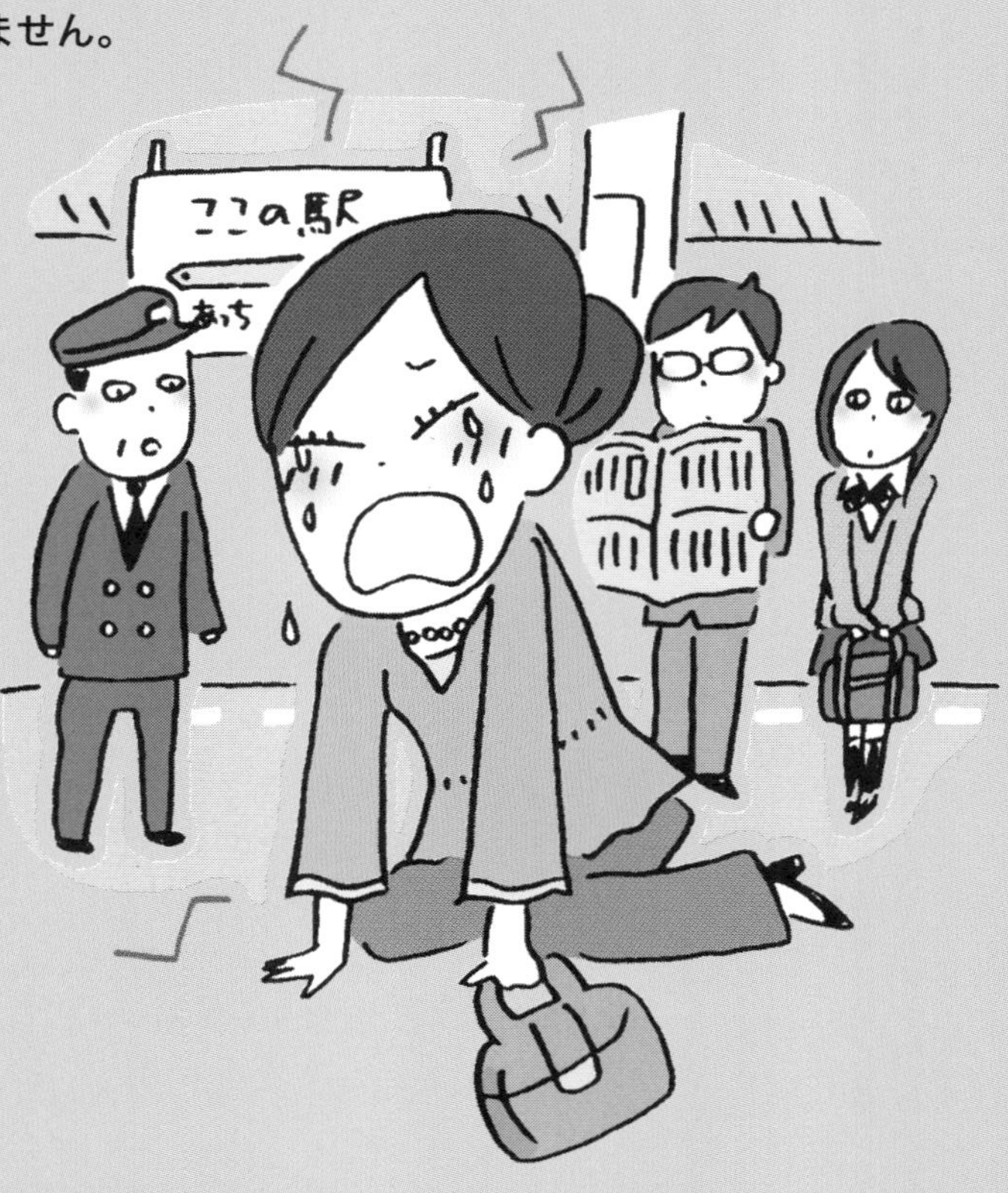

1

ケース1

夫の冷たい態度が許せないAさん

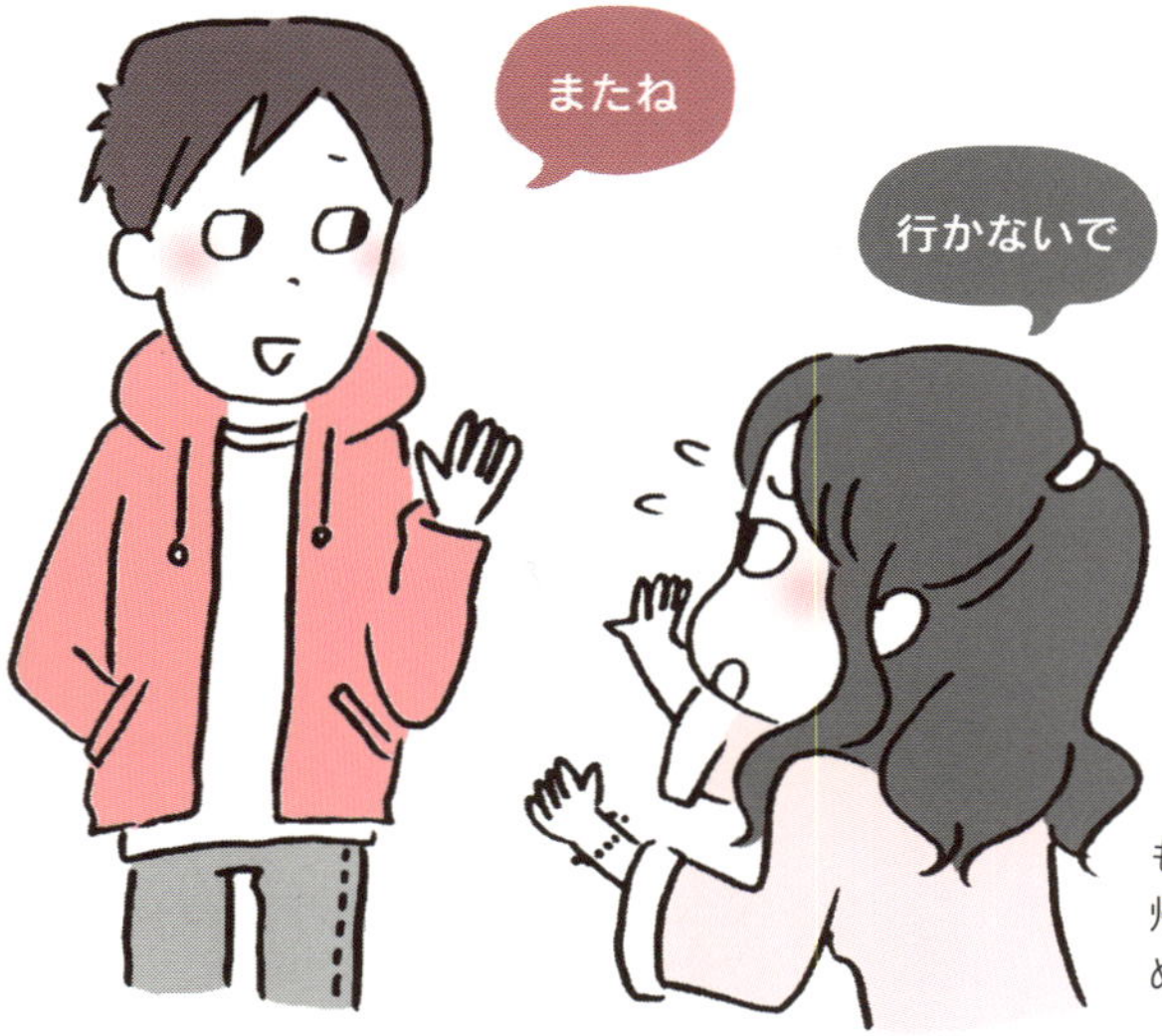

もう遅いからと帰る彼を引きとめる

Aさんのプロフィール

20歳。ひじょうに寂しがりやで、高校生になっても母親にくっついていました。情緒不安定なところがあり、大好きな母親にも「なんで私なんか産んだのよ！」などと泣きわめいて、困らせることもしばしば。高校卒業後に知り合った男性とつきあいはじめましたが……。

帰る彼に追いすがる

Aさんと彼はラブラブです。デートをしても彼が帰るときには、寂しくてしかたがありません。Aさんは彼にいつもいっしょにいてほしいと思っているのです。

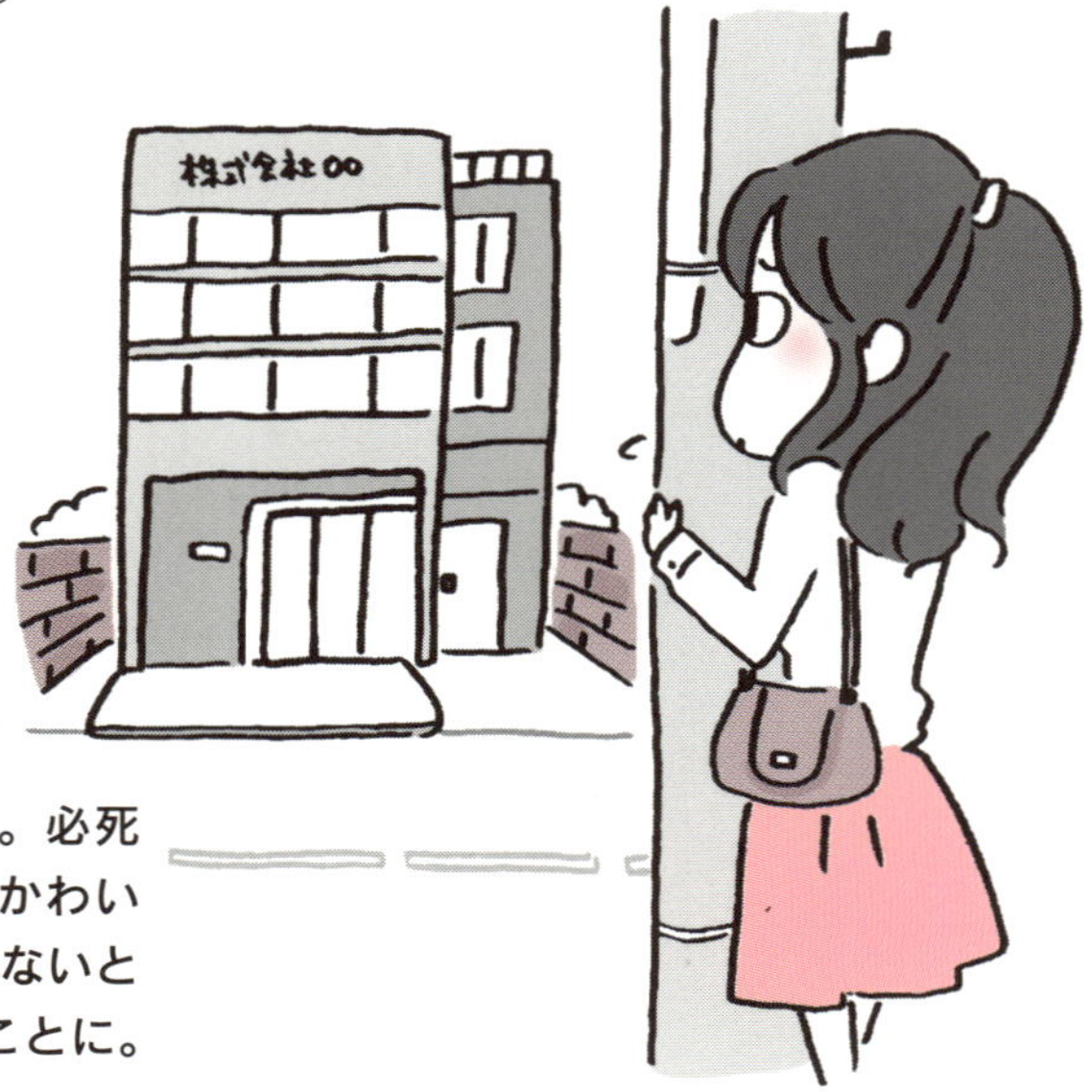

仕事が終わるまで会社の前で待ち続ける

結婚

そんな彼女にひかれて

Aさんは彼に頼りっぱなし。必死にすがりつくAさんを彼はかわいいと思い、「ぼくがついていないとダメなんだな」と、結婚することに。

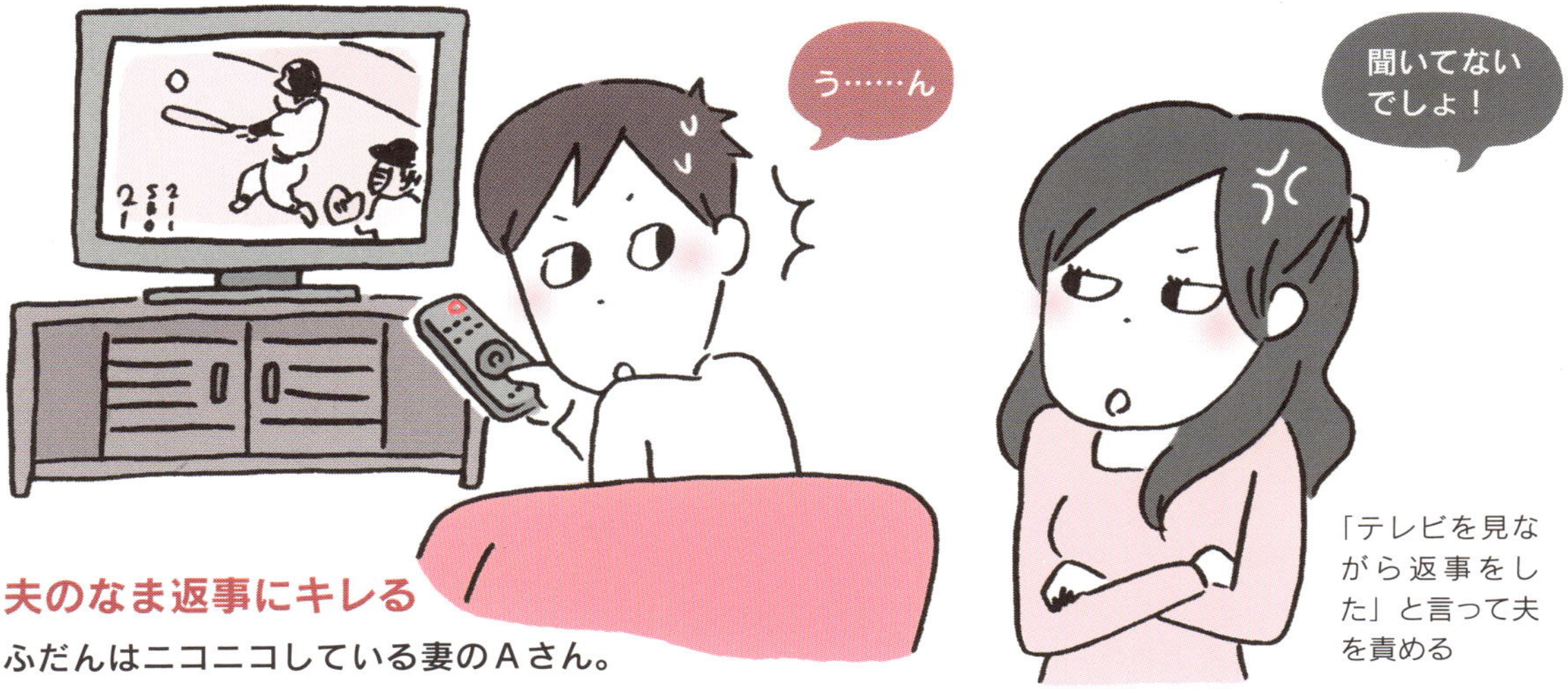
う……ん
聞いてないでしょ！

「テレビを見ながら返事をした」と言って夫を責める

夫のなま返事にキレる

ふだんはニコニコしている妻のＡさん。ところが、ささいなことで怒りはじめることがあります。怒り方は激しく、夫を責めながら泣き叫びますが、夫はなぜ妻がそれほど豹変《ひょうへん》するのかわかりません。

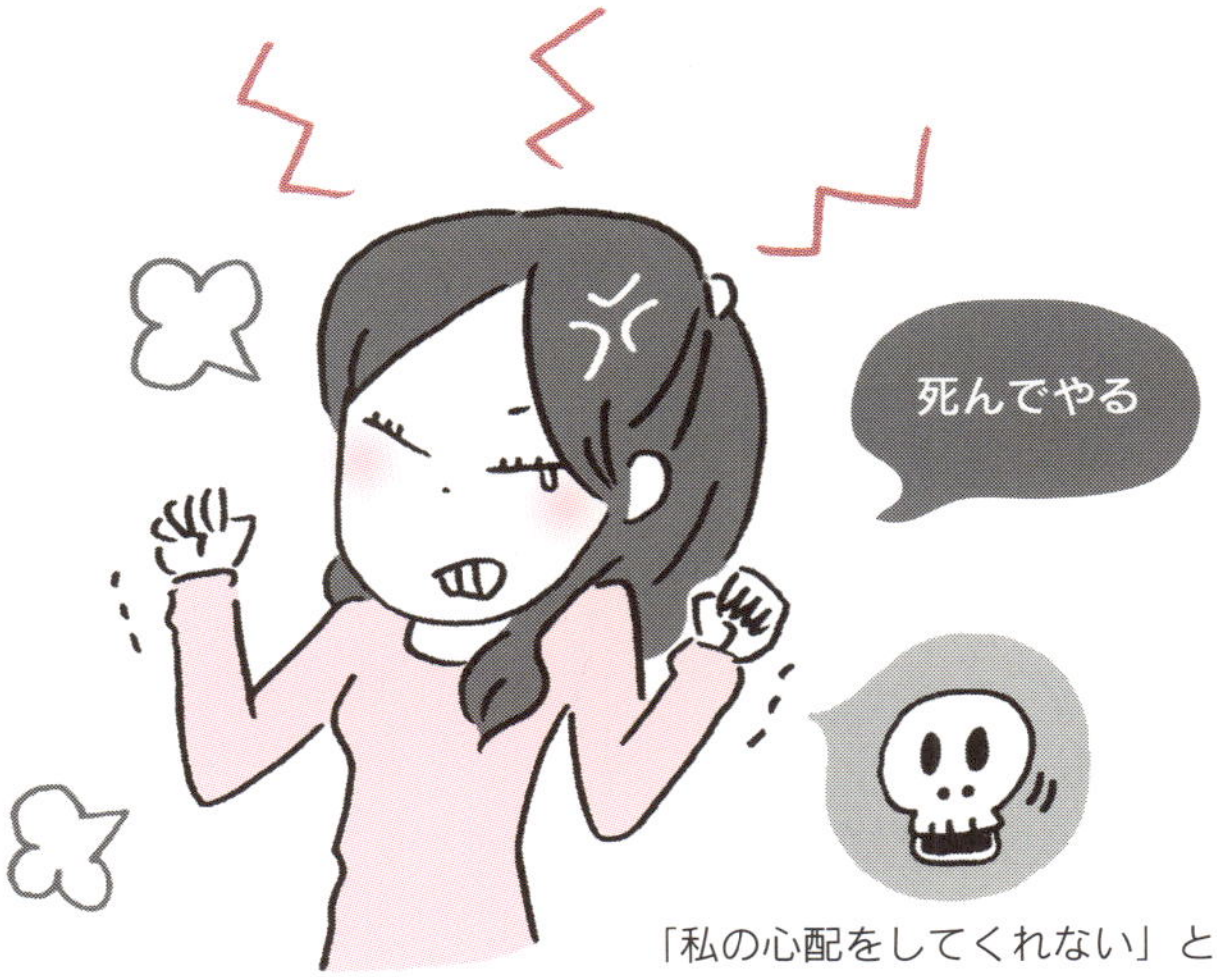
死んでやる

夫もつきあいきれずに

突然泣き叫び、夫を責め、物を投げたりして暴れる妻。そんな騒ぎが度重なるうちに、夫もうんざりしてきました。「死んでやる」と叫ぶ妻に、つい一言。

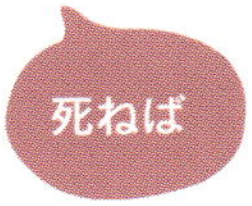
死ねば

「私の心配をしてくれない」と言って怒り、大暴れするＡさん

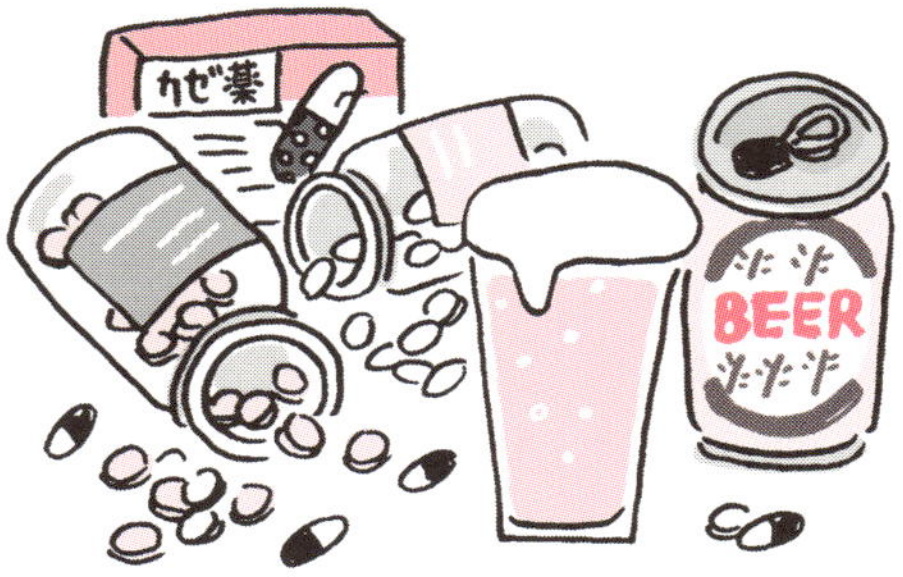
かぜ薬
BEER

大量の市販薬を酒で一度に飲み、救急車で運ばれた

大量服薬で自殺未遂

ショックを受けたＡさんは、大量服薬。それ以来、ことあるごとに「絶対に言ってはならない一言を私に言った」と夫を罵倒します。騒ぎのあとは謝るのですが、またいつ自殺を図るかわかりません。

見捨てられたら生きていけない

境界性パーソナリティ障害の人にある感情で、もっとも特徴的なのは「見捨てられ不安」です。悲哀や憎しみなどの明確な感情ではなく、もっとばくぜんとした不安です。

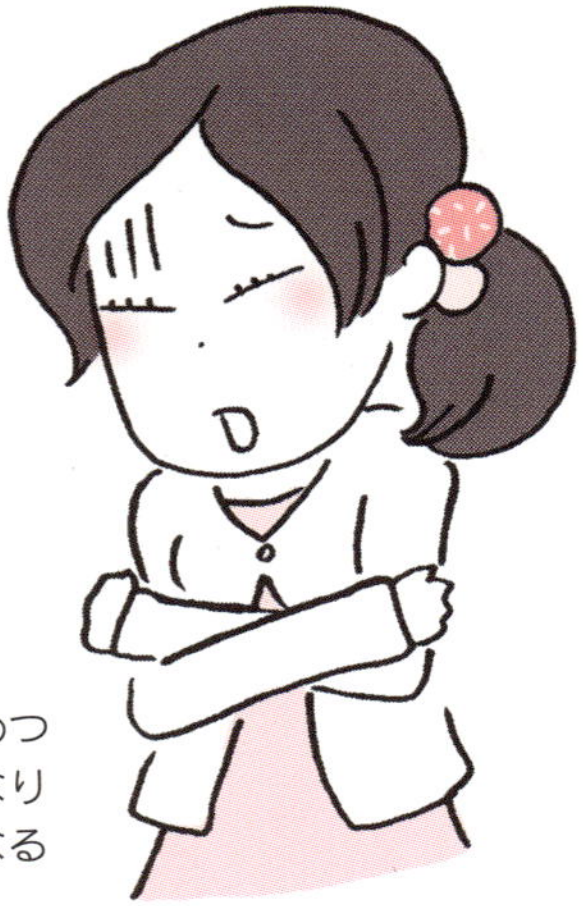

胸がギューッとしめつけられ、どうにかなりそうなほど苦しくなる

自分のすべてが否定されたと思う

境界性パーソナリティ障害の人は、自分が信頼する人にすがりつきます。相手の事情にかまわず、ただ自分が見捨てられたくないという思いから、なりふりかまわずに、必死にしがみつきます。

誰でも見捨てられるのはいやですが、境界性パーソナリティ障害の人は、度を越しています。見捨てられるのではないかと思うと、胸がしめつけられるほど苦しくなります。生命の危機さえ感じるほどこわいと言う人もいます。

その不安や恐怖に陥らないように、アンテナをはり、どんな小さなきっかけも見逃さないようにしています。相手にまったくそのつもりがなくても、「見捨てられる」兆候を敏感にキャッチします。

見捨てられるという意味

境界性パーソナリティ障害の人にとって「見捨てられる」とは、相手の心のなかで自分が抹消《まつしよう》されるということです。

見捨てられたと感じる

相手にはまったくそのつもりがなくても、本人がそう感じる

↓

心のなかで抹消されたと思う

単に「注目してくれない」という程度ではない。もっと深いところ

↓

自分の人格、存在も否定された

存在を含め自分のすべて、人間として否定されたと思う

↓

人生のすべてを失う気分

魂も肉体も否定された自分には、もうなにもない。すべてを失った

見捨てられないために

見捨てられたと感じたとき、さまざまな感情が生まれてきます。精神分析医マーラーは、７つの反応的な感情を挙げています。

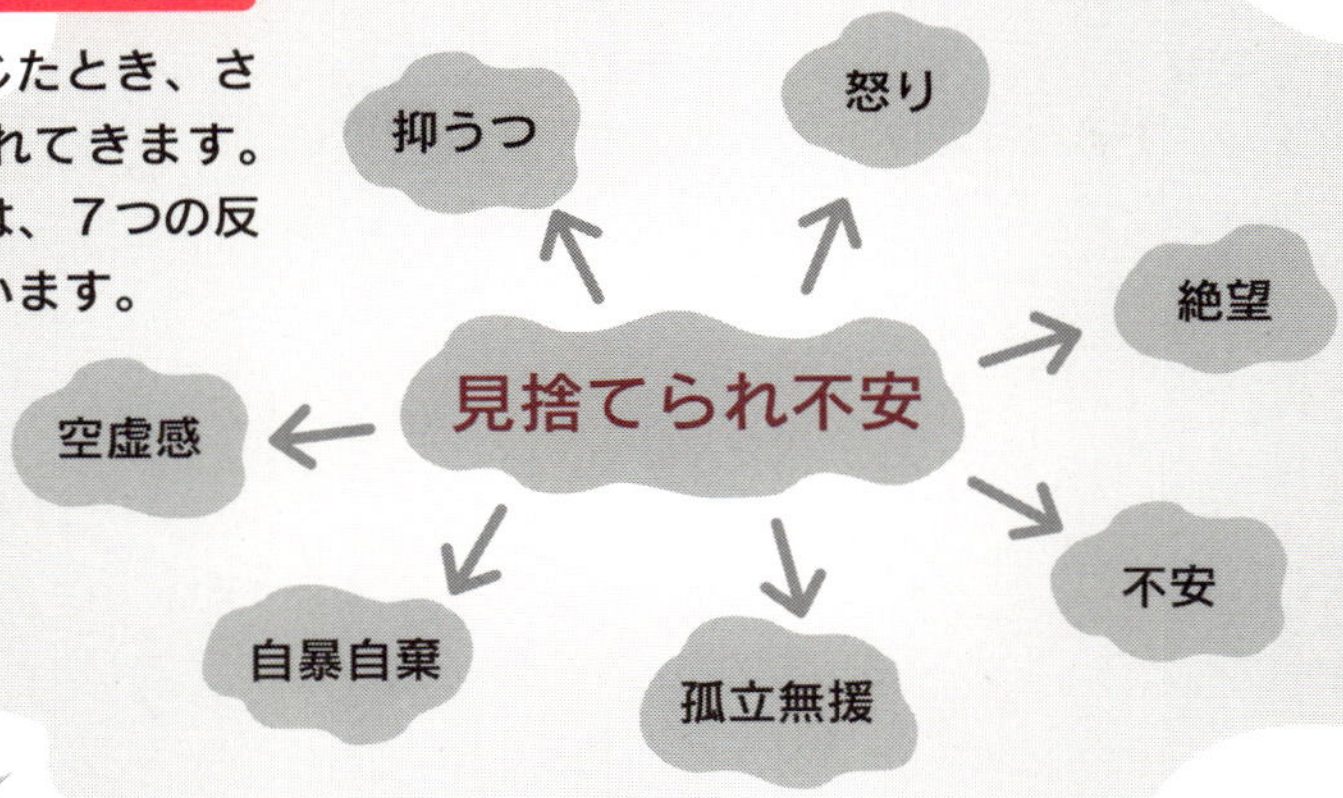
見捨てられ不安
抑うつ
怒り
絶望
不安
孤立無援
自暴自棄
空虚感

不安からさまざまな感情が生まれ、しがみつきの行動を起こす

きっかけはささいなこと

いつも自分は見捨てられるのではないかと想像しているため、ささいなことに敏感に反応する

- テレビを見ながら返事をした
- 夫が自分と違う意見を言った
- 友人が帰ると言った
- 親が自分にはわからないことで笑った
- とくにない（周囲にはまったくわからない）

なりふりかまわずすがりつく

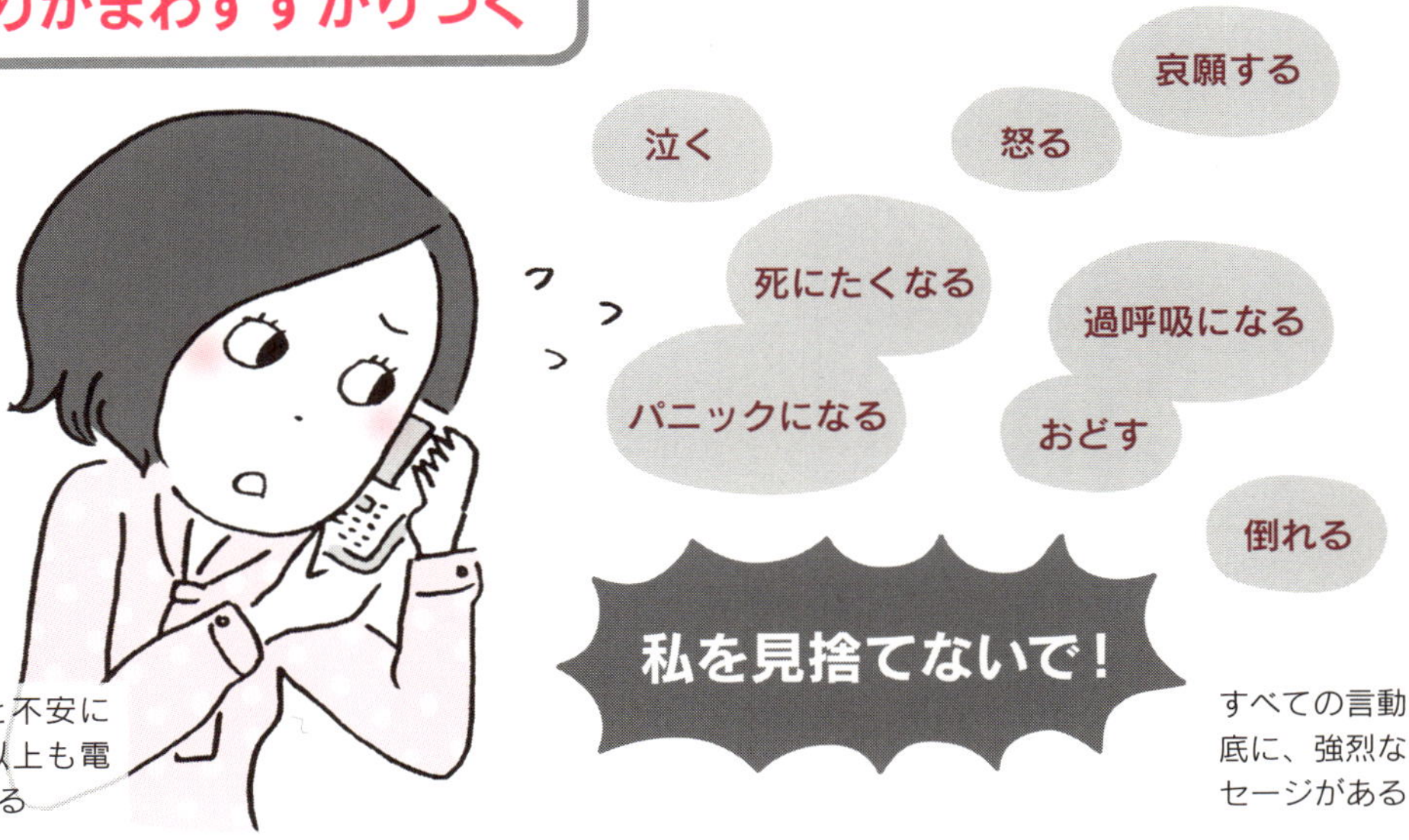
泣く
怒る
哀願する
死にたくなる
過呼吸になる
パニックになる
おどす
倒れる
私を見捨てないで！

相手が留守だと不安になり、100回以上も電話をかけたりする

すべての言動の根底に、強烈なメッセージがある

いつもひとり。だから孤独がこわい

孤独であることは誰にとってもストレスになります。しかし、境界性パーソナリティ障害の人にとって「孤独」は「見捨てられた」ことを意味し、恐怖でさえあるのです。

友人を失う悪循環

自分を大切に思ってくれる友人を切望しながら、その思いが強いあまり、かえって失うという結果になっています。

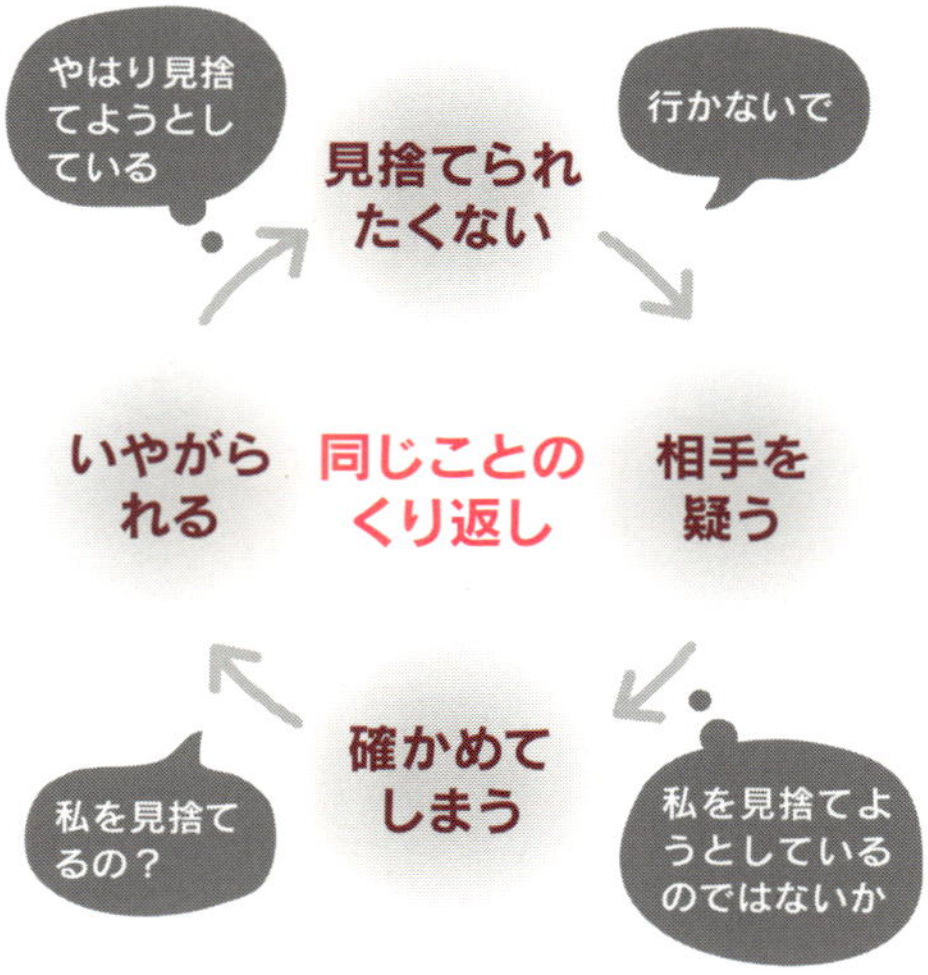
見捨てられたくない
行かないで
相手を疑う
私を見捨てようとしているのではないか
確かめてしまう
私を見捨てるの？
いやがられる
やはり見捨てようとしている
同じことのくり返し

懇願や確かめを同じ人にくり返す。相手は消耗してしまい、遠ざかっていく。次の相手にも同じことをくり返し、じょじょに孤立していく

親友がいない、家族は冷たい

周囲の人から見捨てられてしまい、自分が孤独だと感じている境界性パーソナリティ障害の人は多くいます。親友はもちろん友人もいない、家族は冷たい、自分を大切に思ってくれる人など、どこにもいないのです。

信頼できる人を求め、気持ちを確かめます。それがかえって孤独への悪循環になっているのですが、確かめずにはいられません。

とりわけ夜になると寂しさがつのってきます。人恋しさと寄《よ》る辺《べ》ない気持ちで心がいっぱいになり、眠ることもできません。不眠を訴える人の背景には、こうした孤独感があるようです。

本人の体験談

今までもずっと無視されていた！

私には友人がいません。中学一年のときから、いじめを受け、クラス中から無視されていたからです。学校に行きたくないと親に言ったのですが、理由も聞かず、不登校はだめだとむりやり行かされました。親に言ってもむだ。私などどうでもいいのでしょう。

高校三年になって、ようやく親友らしき人ができたと思いました。でも、私が自分のことをすっかり話したのに、彼女はほかの人とも仲良くしていたのです。

中学のいじめのときもそうでしたが、前の日まで友人だと思っていた人も、いついじめ側にまわるかわかりません。

すべての人から見捨てられた

本人にとって孤独とは、社会全体から見捨てられたことを意味します。見捨てられたと感じると、いちじるしく落ち込み、孤独感に苛《さいな》まれます。実際には、見捨てられていなくても、本人がそう感じてしまうのです。

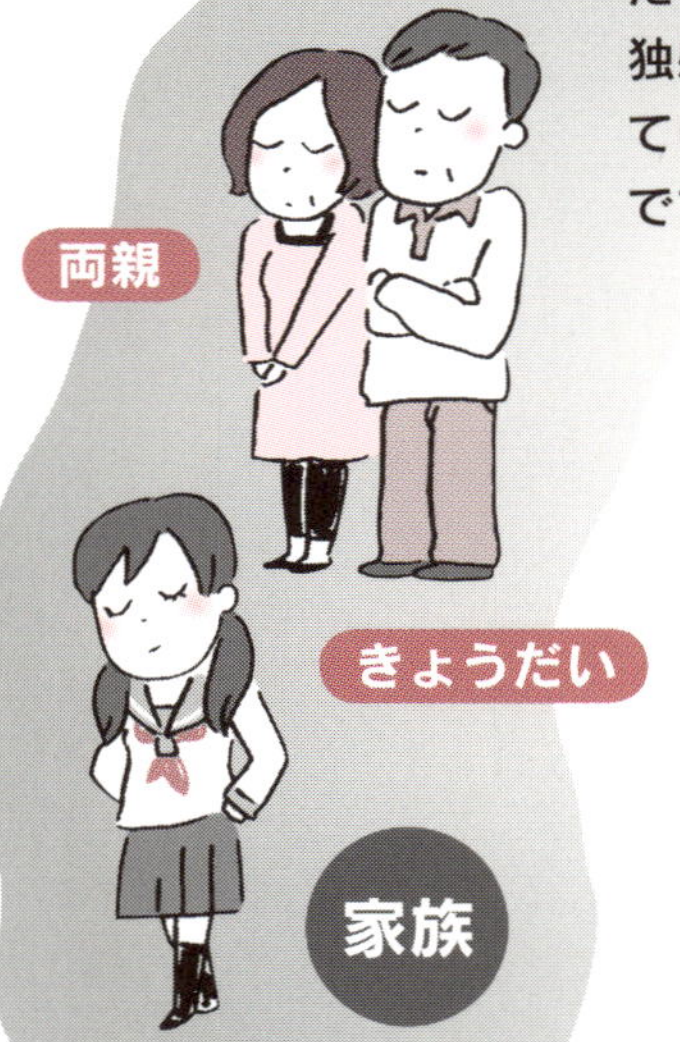
両親
きょうだい
家族

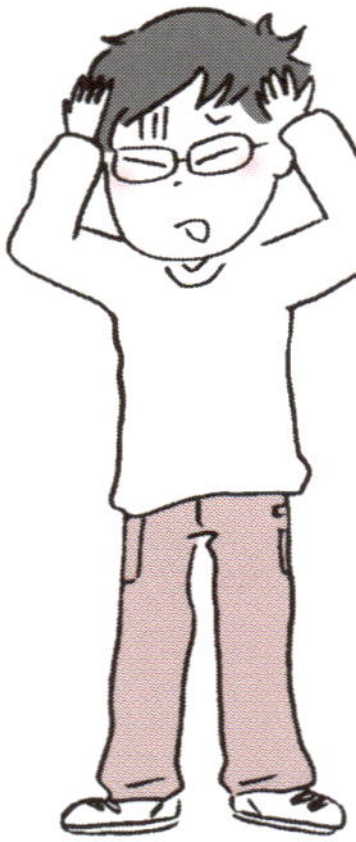

いつも見捨てられ不安があり、孤立した自分を想像している

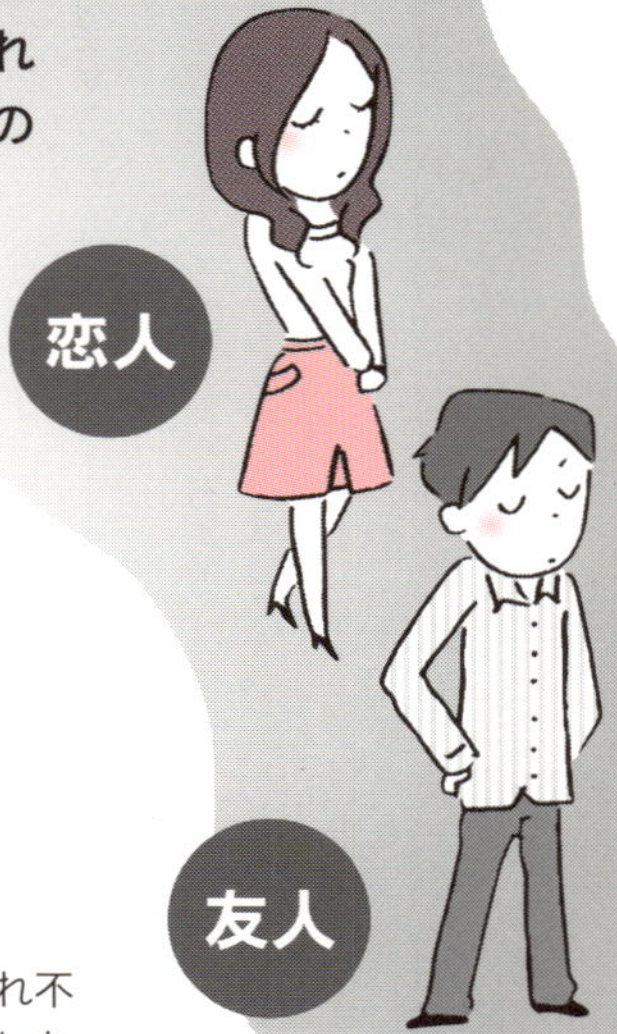
恋人
友人

私を受け止めてくれない

家族が留守だったり、ほかのことに気をとられていたり、期待した返事がなかったりしただけでも、見捨てられたと感じる

きょうだい関係も希薄

近年、きょうだいがいなかったり、いても互いに無関心だったりして、関係が冷えている傾向がある

自分を気にしてくれる人はいないと思い込んでしまう

つらいシーンを思い出す

いじめのような、人間の基本的信頼感が傷つく体験をしている場合、そのシーンがよみがえり、人間恐怖にまで至ることもある

みんな私から離れていく

最初はいいけれど、恋人も友人も、いつか自分を見捨てるだろうと想像する。好きな相手だとなおさらしがみつき、確かめ続けてしまう

自分から殻を閉じて、ひきこもる例もある。見捨てられるぐらいなら、自分から社会を見捨てようとするかのようだ

誰も私を愛してくれない

境界性パーソナリティ障害は若い女性に多く、恋愛のトラブルは少なくありません。恋人に見捨てられたと嘆いたり、愛する人を求めるあまり性的に逸脱《いつだつ》する人もいます。

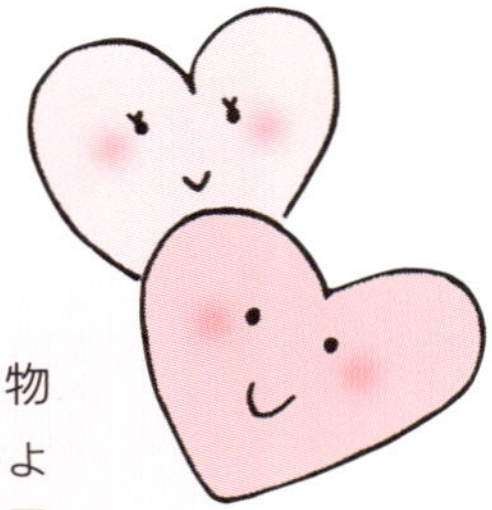

本人の希望

愛されたい

幼児が母親に頼るように、物理的にも精神的にも、いっしょにいて、自分のために時間も思考も使うことを望みます。

24時間ずっと　**独占したい**

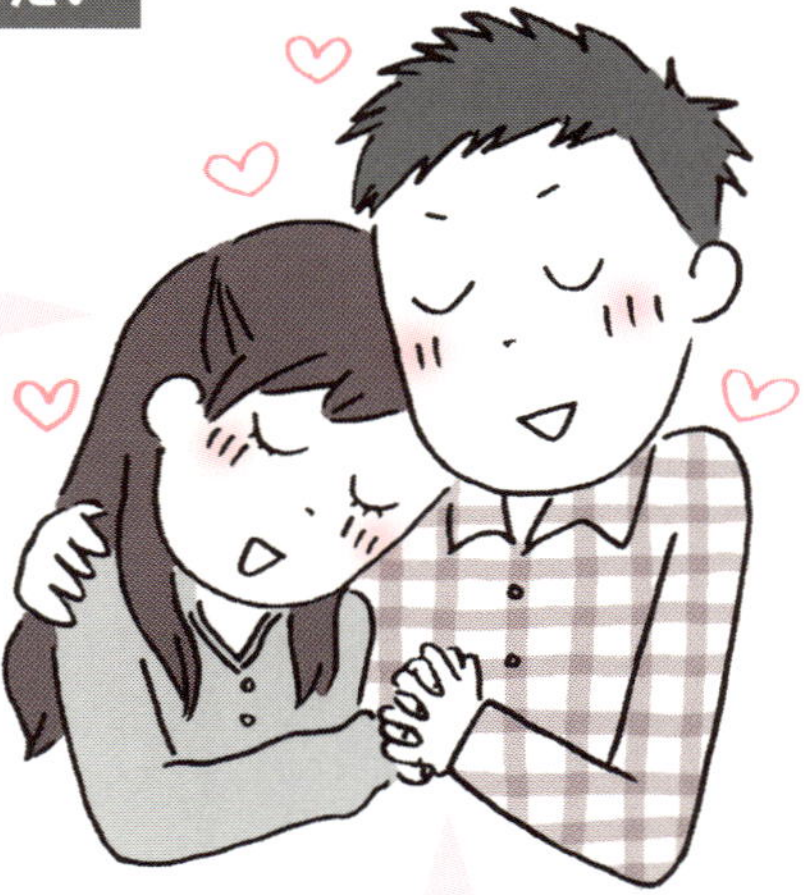

仕事にも行かないで

自分から離れてしまうのは耐え難い。仕事に行くからと言われても耐えられない

ふつうの生活ができなくなる。物理的に無理な要求

学校にも行かないで

学業よりも自分を大切にしてほしい。学校に行くなどという理由には納得できない

私のことだけを考えていて

誰かに嫉妬するというわけではない。相手に、すべての思考を自分に結びつけてほしいと望む

私の要求にすべて応えて

要求はエスカレートするが、満足することはない

いっしょにいたうえでの要求。しかも、ささいなことで愛情を疑ってしまう

「愛する」とは、いつもいっしょにいること

恋人にしがみつくのは、見捨てられ不安によるのですが、相手の男性にとって、自分は頼られているという気にさせることは否めません。ところが彼女の要求はエスカレートする一方。彼の仕事も学業も考えず、二四時間すべてを自

あふれる思い

自分が望む恋愛のかたちが、現実的に無理かどうかなど考えられません。それよりも愛してほしいという思いが大切なのです。

たとえ人前でも「私を捨てた」と大声で泣きわめいたりするなど、子どもっぽい反応をすることがある

現実の状況

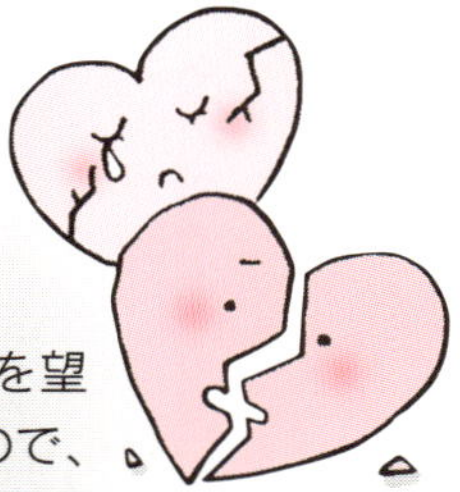

思いがかなわない

要求には、「すぐに」「十分に」応えることを望みます。相手の事情などいっさい考慮しないので、応えにはつねに不満をもつことになります。その不満がきっかけとなって見捨てられたと思い、怒りや落ち込みなど、激しい反応を引き起こします。

見捨てられる　**見放される**　**恋愛などできない**

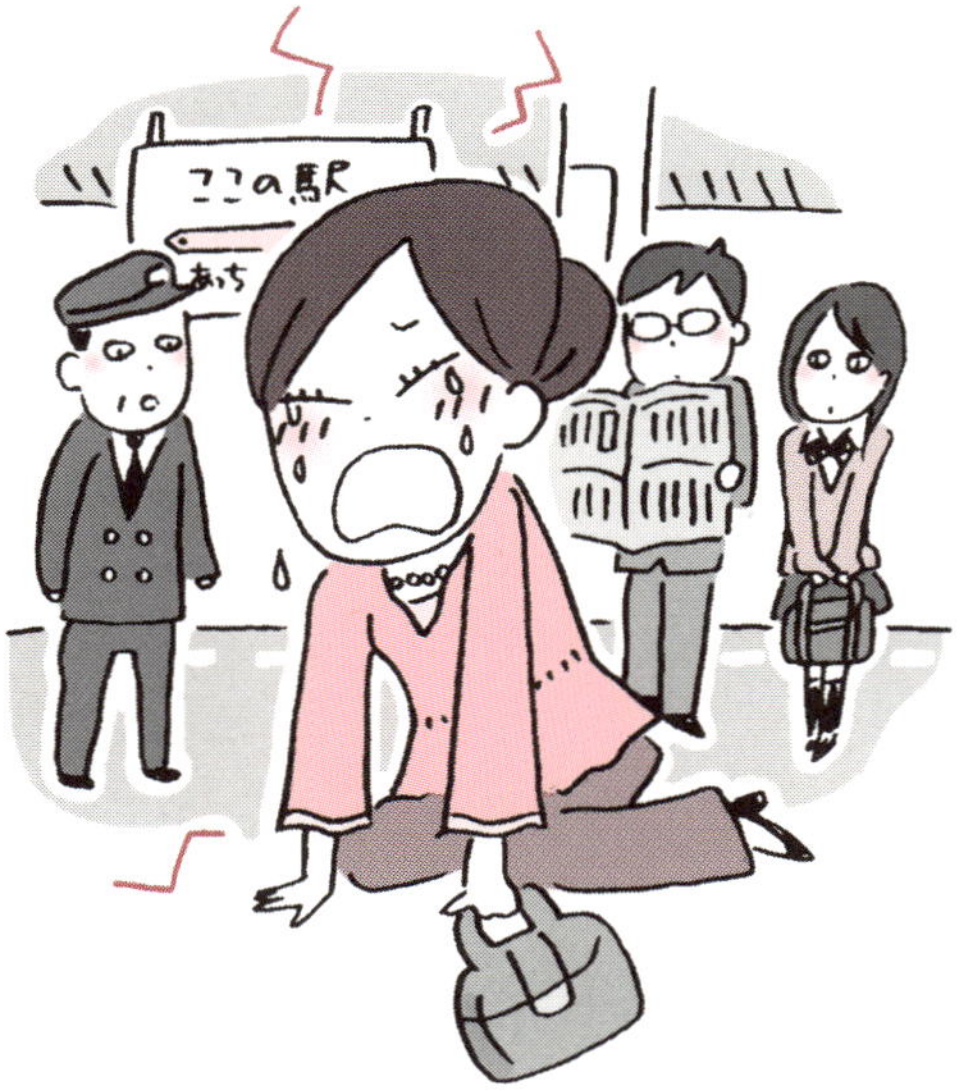

ギャップに苦しむ

愛してほしいという思いが強く、恋人に多くを要求します。しかし、その思いがかなうことは現実的にはほとんど不可能です。相手の事情を考えず、こんなに自分は愛しているのに、相手は愛してくれない、自分を見捨てるのだと苦しみます。

落ち込む

彼の態度に不信の念を抱き、ショックを受けて落ち込みます。彼をはじめすべてのことが信じられなくなり、もう一生誰にも愛されない、愛せないと嘆きます。

年上の男性にひかれる傾向がある

愛情を求める背景に、母親や父親から見捨てられたという感情をもっている場合があります。境界性パーソナリティ障害の女性は、年上の男性にひかれる傾向がありますが、頼れる男性として、父親への思いが投影されていると考えられます。

分に捧げるように望みます。
彼女にとっては、いつもいっしょにいて、彼の頭のなかは自分でいっぱいという状態が、「愛する」ということなのです。
しかし、その希望は実現不可能です。結果として、恋人は自分を見捨てたことになります。

衝動性

イライラしてしかたがない

感情の不安定さも境界性パーソナリティ障害の特徴です。理由もなくイライラして、誰かにあたったり、怒りはじめたりします。その感情をコントロールすることもできません。

いろいろな感情が混ざっている

イライラのもととなる感情はひとつではありません。見捨てられ不安を基調にしながら、ときによってさまざまな感情にゆさぶられます。

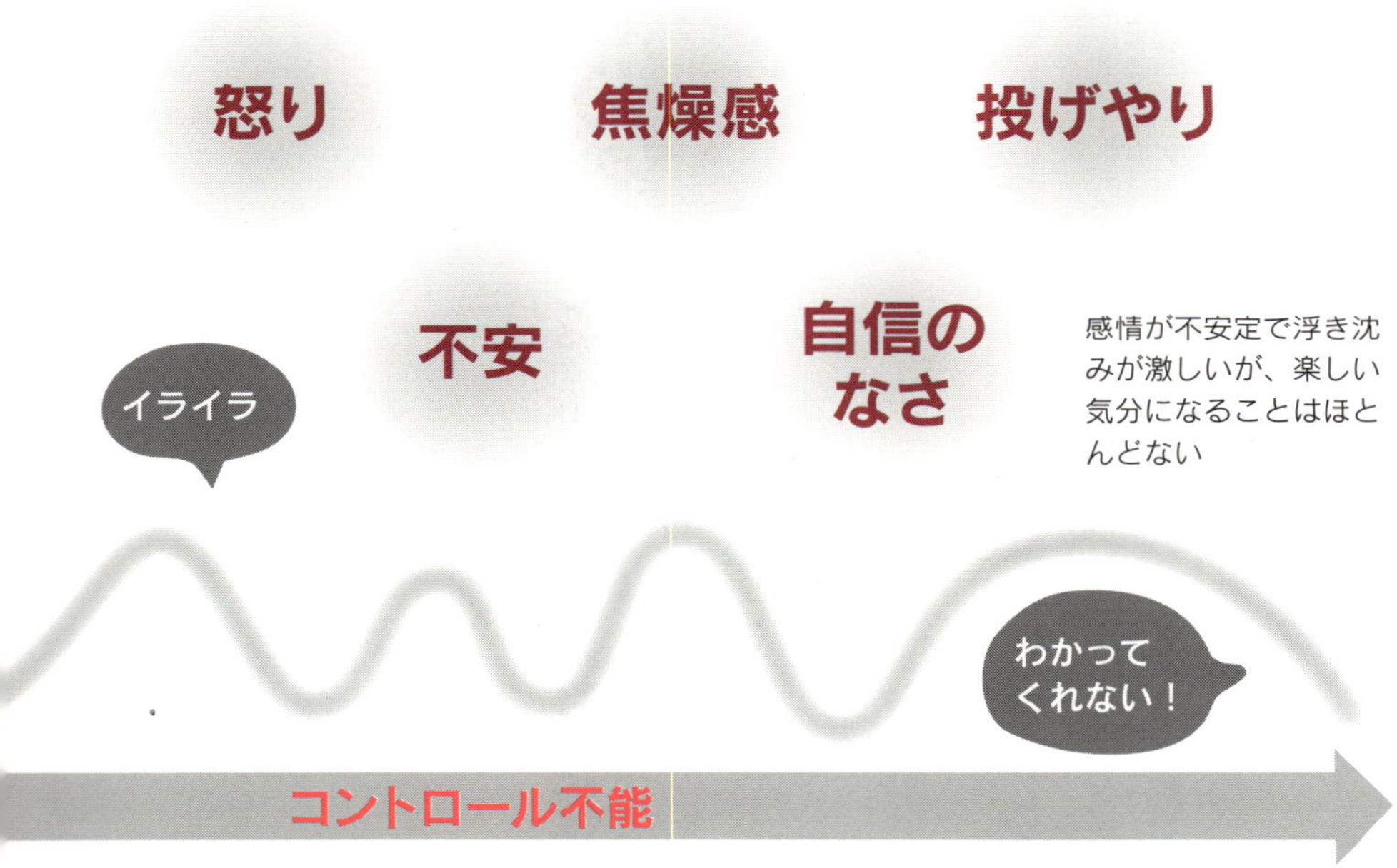

怒り
焦燥感
投げやり
不安
自信のなさ
イライラ
感情が不安定で浮き沈みが激しいが、楽しい気分になることはほとんどない
わかってくれない！
コントロール不能

なにかが思うようにならない

イライラしている自分に気づくことがあります。「どうにかしたい」のですが、なにをどうしたいのか、具体的な内容はわかりません。衝動的に怒りがわきあがってくることもあります。

しかもその感情は数時間で変わります。穏やかに過ごしていたはずなのに、急に不安や焦燥感におそわれたりします。怒って叫びちらしたあと、嵐のような感情がおさまると、反省して相手に謝ったりします。

基調に見捨てられ不安があるので、常に落ち着かず、くつろげません。自分には居場所がないと感じている人もいます。

年齢的にも不安定になりやすい時期

境界性パーソナリティ障害は若い年代に多いのですが、ちょうど思春期にかかる時期です。思春期は自我の確立、性衝動の目覚めなど、心にさざ波がたつ時期でもあります。ただ、近年は自我が確立される意味での思春期は、かつてより数年遅れています。

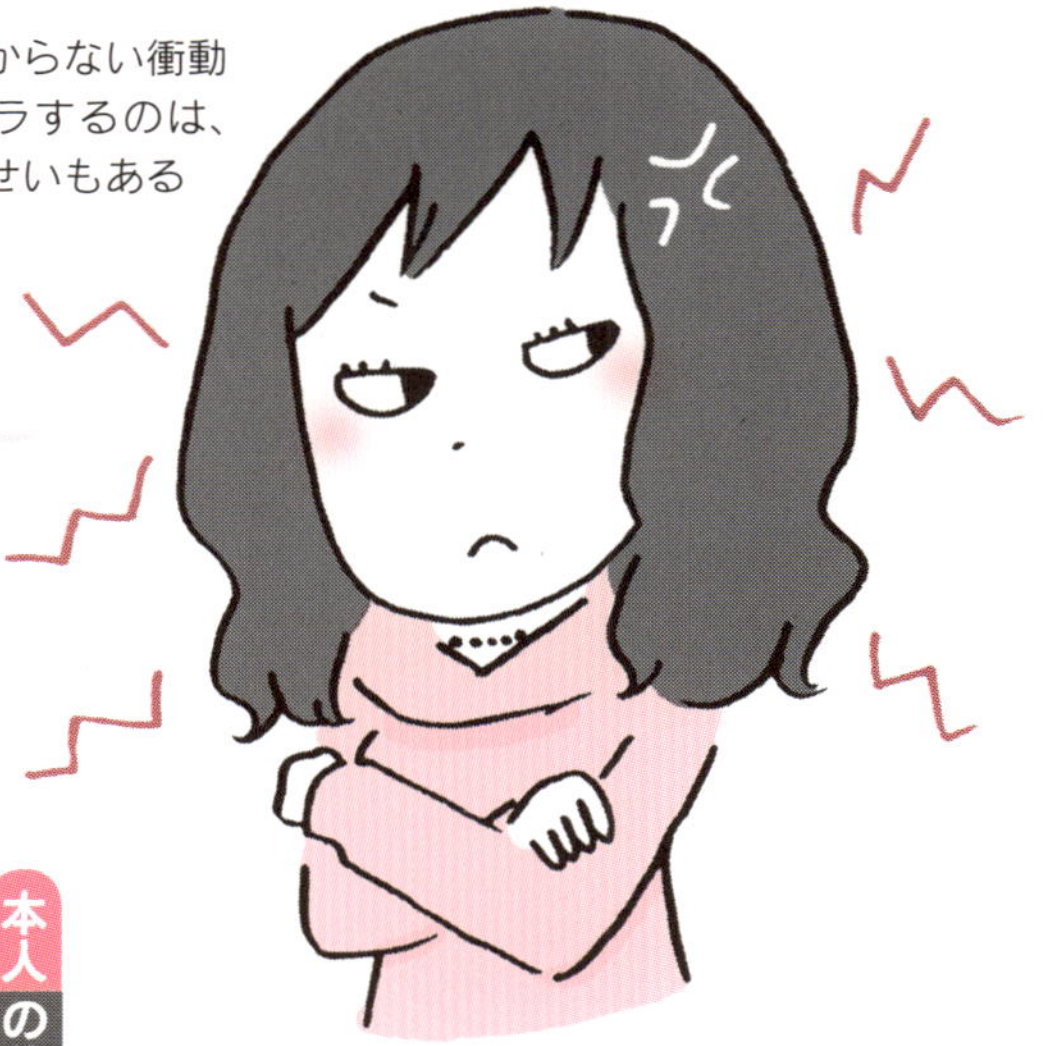

わけのわからない衝動にイライラするのは、思春期のせいもある

本人の体験談
将来の進路がなかなか決まらない

いつも放課後に学校で自習していたのは、勉強が好きだからではありません。家に帰りたくなかったから。だから成績は悪くないけれど、行きたい大学なんかないし勉強を続ける自信もない。私はボーダーラインだから、一生治らないと思うし、どうしていいかわからない。いつまでも進路が決まらないままイライラしてばっかり。こんな自分に腹を立てています。

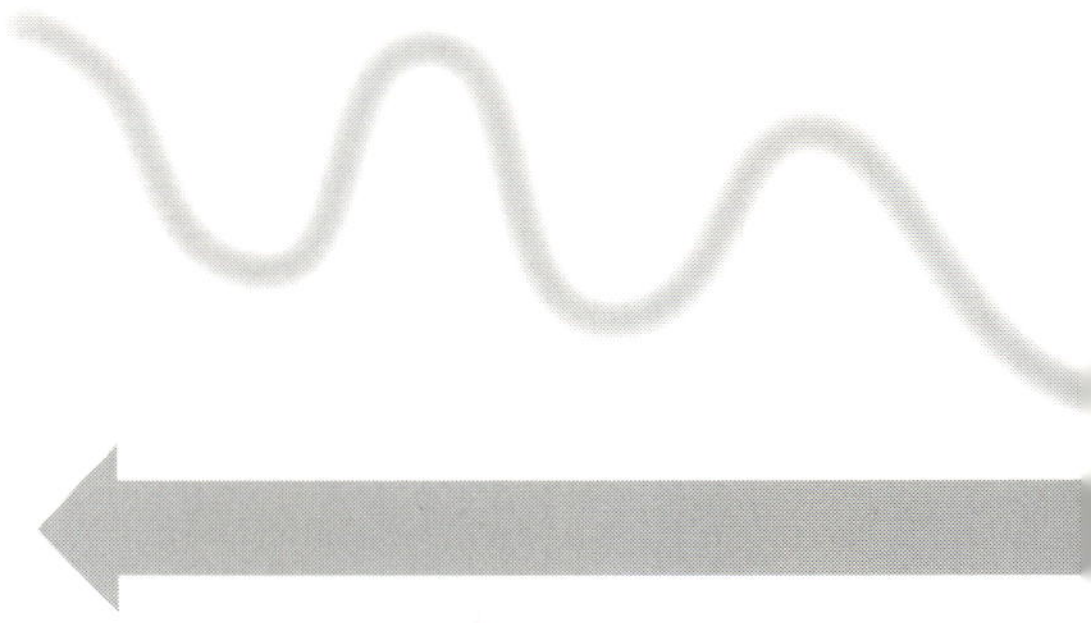

本人の体験談
いい子でいることができなくなった

高校まで親の言うとおりの優等生を演じていました。

でも、プッツンしてしまったんです。誰とでもセックスするようになり、援助交際も数知れず。セックスだけが私の生活のすべてです。

親を困らせたいだけかも。私は転落するでしょうが、やめられません。ときどきどうしようもなく追い詰められた気分になります。

短い周期で揺れ動く

イライラ、怒り、不安などの感情は突如わきあがってきます。その気分は何日も続くことはなく、数時間、長くても半日程度で変化します。ただ、イライラしはじめたときに自分で落ち着こうと思っても、抑えることはできません。

怒りの爆発をとめられない

感情のコントロールができないまま、怒りを爆発させます。周囲から見ると、なぜその程度のことでと思うケースがしばしば。穏やかで柔順だと思っていたのに、野獣のように攻撃的になります。

怒るときの気持ち

ときどき、心の奥底にある得体の知れない固まりにふれ、怒りがわきあがってくることがあります。本人もその固まりの正体がわからず、複雑に混じり合った感情をつかめていません。

中核には不安がある

表面に現れる強さとうらはらに、内面は弱いのです。心の底では、怒る相手に「見捨てないで」とすがりついています。

ささいなことと言われるが

そんな程度のことで、と言われるとかえって腹が立ちます。自分でも沸点《ふってん》が低いとは思っていますが、もっと自分をかまってほしいのです。

みんなわかってくれない

自分に冷たくしたのに、そのことに気づかず、訴えても理解してくれない。この切ない気持ちをわかってほしいと思っています。

自分でもとめられない

怒るのはつらいし、どこかで自分にあきれているのですが、爆発しきるまで抑えることができません。

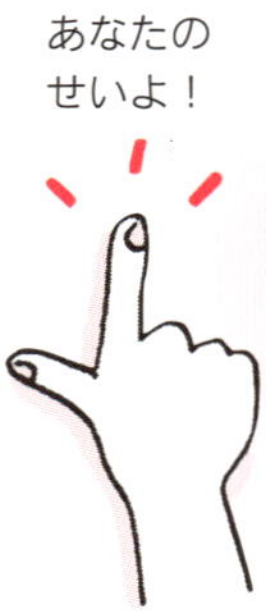

自分は悪くない

爆発しているときは相手のせいだと責めます。ただ、おさまると羞恥心《しゅうちしん》や申し訳なさから自己嫌悪に。

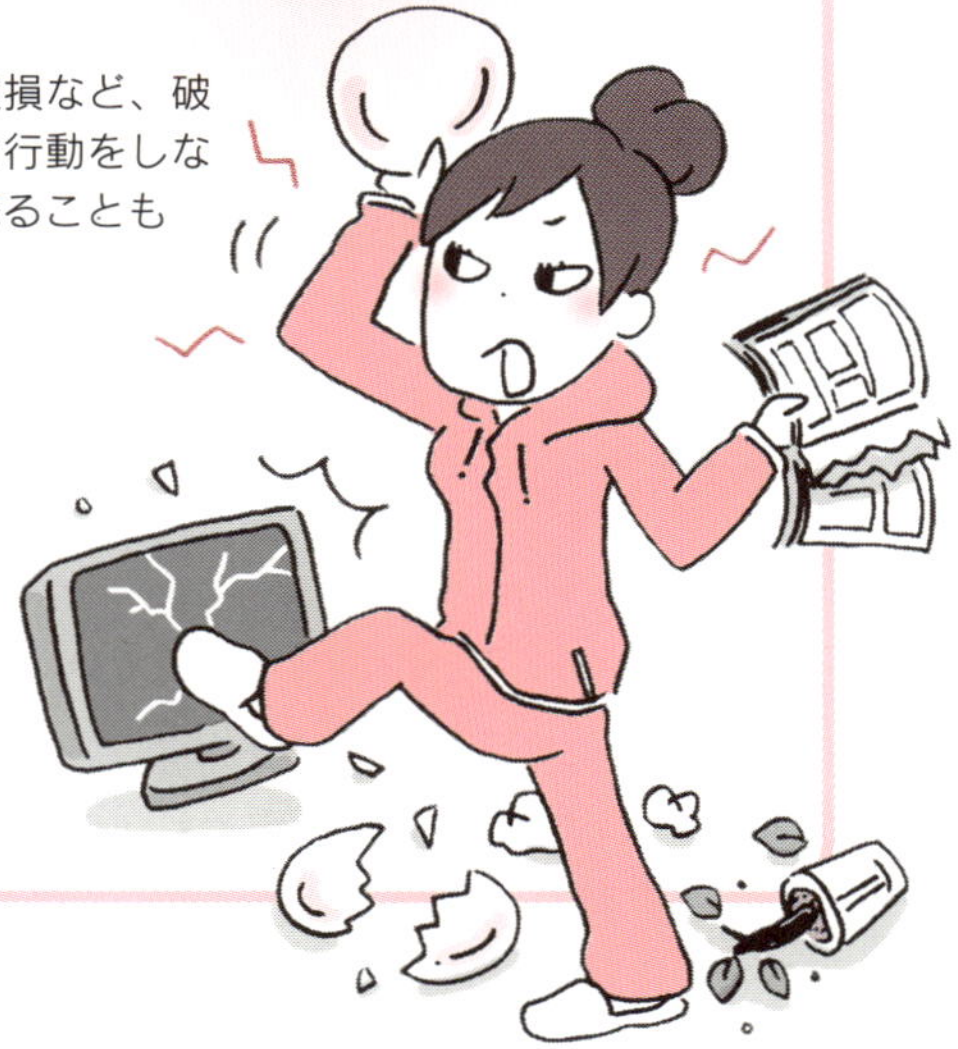

器物破損など、破壊的な行動をしながら怒ることも

怒りの爆発

少々気をわるくしたかなと周囲が思っているうちに、たちまち怒りを爆発させます。ときには、予兆なくいきなり爆発することも。

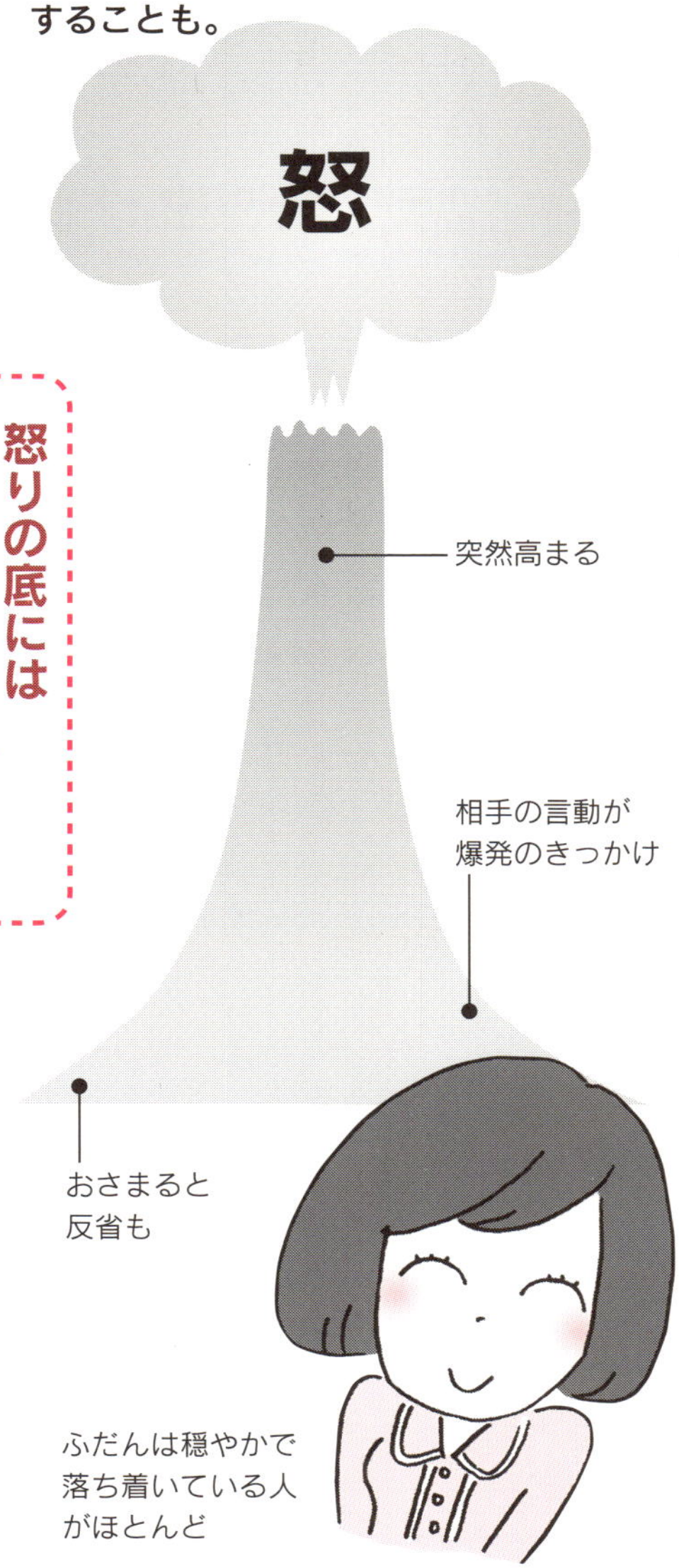
怒
突然高まる
相手の言動が爆発のきっかけ
おさまると反省も
ふだんは穏やかで落ち着いている人がほとんど

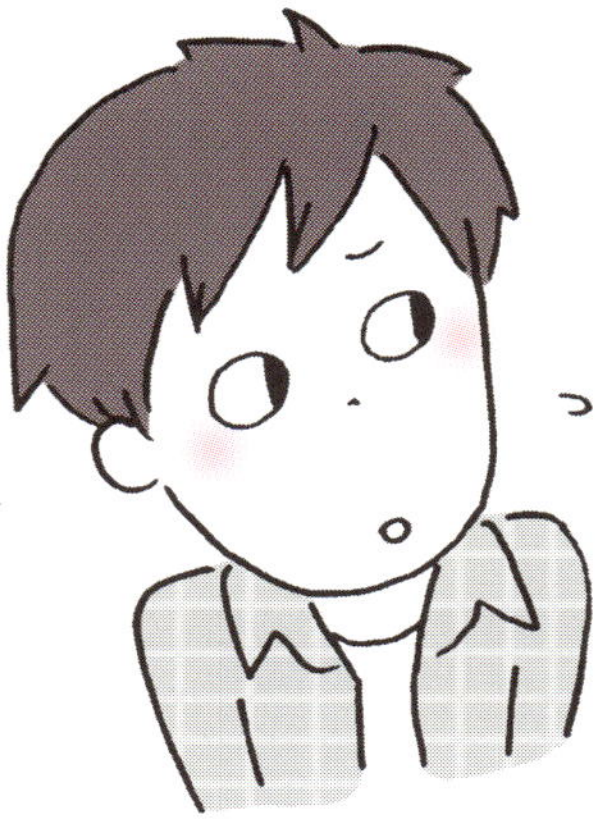
怒りの対象は家族など身近な人に向けられる。かまってほしい、見捨てないでほしいと切望するから
その願いは相手には伝わらず、ただ怒りをぶつけられたと思う。かえって本人を避けたり、遠ざかったりする結果に

怒りの底には見捨てられ不安がある

感情のコントロールができないのは、怒りに関しても同じこと。ほんのささいなことから爆発的に怒りはじめ、エスカレートするうちに、自分でもなにに怒っているのか、どうしてほしいのかわからないまま、怒りがとめられません。

境界性パーソナリティ障害の人の怒りは、怒りだけの明確な感情ではなく、心の奥底に見捨てられ不安があるのです。その不安を高めるのは、見捨てられたという思いです。

周囲の人の体験談

怒りだした理由がさっぱりわからない

自分はボーダーラインだと言っていた友人がいます。病院に通いはじめて、少し感情が落ち着いてきたようだったので、「最近、元気そうになったね」と言ったところ、「ひどい」と激怒。元気になれば私にはもう用がないのかと言うのです。

元気だから用なし？　そんなこと言っていないのに。本人の言い分を聞いても、なぜ怒るのか、やはり理解できません。

衝動性

不安で行き詰まり衝動的になる

境界性パーソナリティ障害では過食や暴力、リストカットなど衝動的な行動を起こすことが特徴です。こうした行動は「見捨てられ不安」がきっかけになりやすく、くり返すようになります。

不安や恐怖におそわれて

いったん不安や恐怖が芽生えると、コントロールできないまま大きくなり、耐えられなくなって、とんでもないことを衝動的にしてしまいます。

まさに「発作」のように、ふだんとはまったく違う自分が「騒ぎ」を起こしています。

自分の心のバランスが崩れてしまわないか、家族や友人、恋人などを困らせないかなど、後先《あとさき》のことをいっさい考える余裕もありません。

衝動的な行動を起こす

いきなり周囲が驚くような行動を起こすように見えますが、そこに至るまでには、心理的に追い詰められている段階があります。

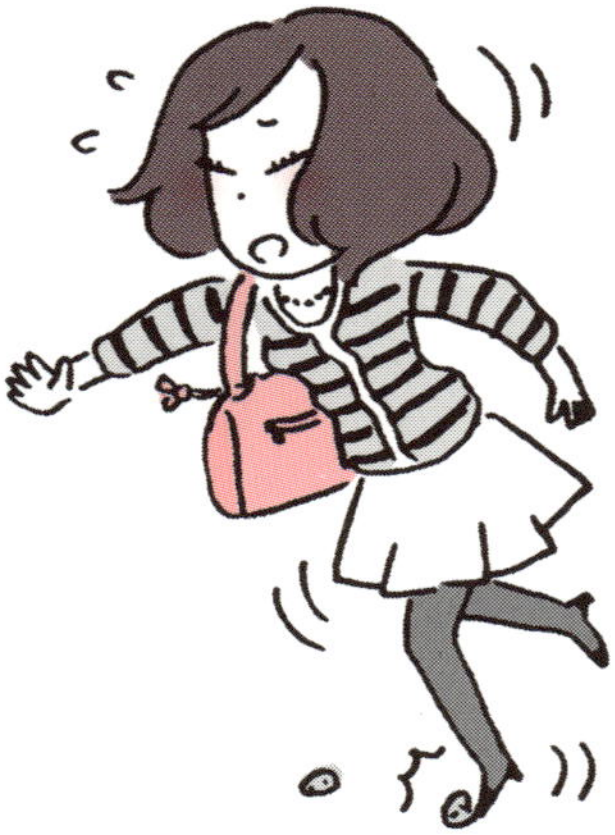

ほんの小石がきっかけとなって激しくつまずいてしまう

不安がふくらむ

ほかのさまざまな感情も入り混じり、自分では不安のもとをつかみきれない

耐えられなくなる

不安を中核にした複雑な感情がふくらみ、がまんできなくなる

いっぱい
いっぱい

ささいなことがきっかけになる

爆発寸前の感情をかかえていると、ほんの少しの刺激にも耐えられない

本人の体験談

サッカーができないのに学校に行く意味がない

受験が成功して、親や親戚も驚くほど、レベルの高い中学に入りました。ところが９月になって、嫌いなＳ君が僕の仲間に入ろうとしたので意地悪をしたのを、いじめだと怒られ、罰としてサッカー部のレギュラーを外されました。親は勉強しろと言うけれど、勉強ができるほうではないので、サッカーができないなら学校に行きたくない。

ある朝、教科書が見つからず学校に行く行かないでもめ、親に暴言をはき、壁に物を投げつけてしまったんです。

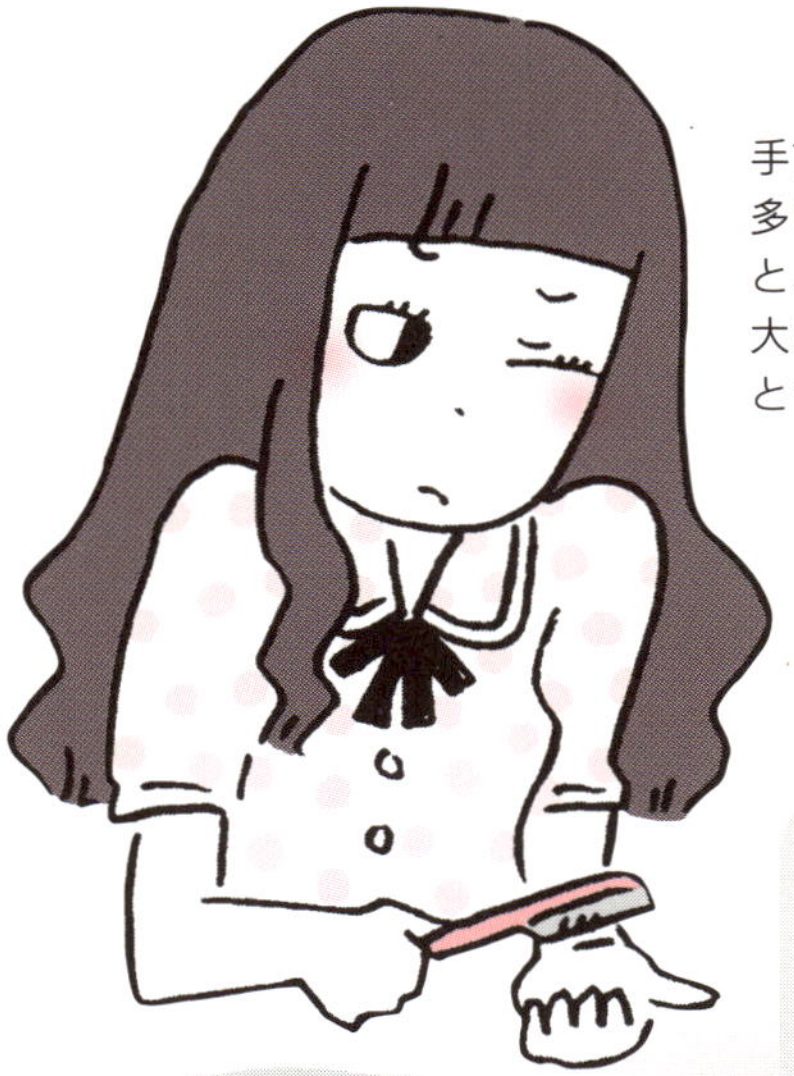

手首を薄く切る例が多いが、深刻になると、死亡あるいは重大な後遺症を残すこともある

背後に現実的な問題をかかえている

親の育て方がわるかったと詰め寄ったり、自己破壊的な衝動行為に走るとき、その背後には、友達関係、職場になじめない、学校に行けないなどの現実的な問題があるが、本人には意識されていないことが多い

なんらかの行動になる

境界性パーソナリティ障害はリストカットと結びつけられがちだが、衝動的な行動はリストカットだけではない。複数の行動を起こすこともある

リストカット

手首を切るだけでなく、二の腕の内側や足を切ることも

性的逸脱

性行為が目的というより寂しさを埋めるためか。女子学生の援助交際も、必ずしもお金が目的とはいえない

過食

大量に食べては嘔吐《おうと》することをくり返す。下剤や利尿剤を併用していることもある

酒や薬物へ依存

不安を解消する手段として、酒や薬物を手放せなくなる。近年は、若い母親のパチンコ依存も増えている

暴力

家庭内暴力。ほとんどの例が母親に向かう。器物破損も

家出

家にいたくないと言う。性的乱脈につながりやすい

大量服薬

1～2週間分として処方された睡眠薬、精神安定剤を一度に飲む。市販の風邪薬や頭痛薬を数百錠のことも

買い物

衝動的に高額の物を買う。脅迫して親に買わせることも

このほか、万引き、危険な運転、タバコによる自己火傷、抜毛なども

なぜか少し気持ちが軽くなった

自己破壊的な行動は、確固とした意志で起こしているのではなさそうです。ただ、行動を起こしたあと、一時的に心が解放される作用があることは確かなようです。

ただ、なんとなく……

自分でもなぜかわからない

よくないことだとわかってはいても、せずにいられません。どうして、と尋ねられても、わかりません。

深層心理

一時的に解消

高まっていた不安や恐怖を一時的に解消できる。ただ、忘れるだけで、根本的な解決になるわけではない

自己治療という

周囲が動いてくれる

見捨てられたくない相手が自分のために動いてくれる。意識せずとも、他者を操縦する欲求が満たされる

対象支配という

行動のあとに

落ち込む

やってしまったことを後悔し、落ち込む。体調がわるくなったり、痛みに苦しむことも

反省

周囲を騒がせてわるかったと反省する。罪悪感や自己嫌悪が強くなり、それがまた自傷のきっかけになることも

変化はない

くり返すうちに周囲は驚かなくなり、本人も自傷行為をしても問題は解決しないとわかると、いっそう空しくなる

本人の体験談

頭のなかがキーッとなってきて

この前の試験のとき。勉強が不充分だったので、朝起きてやろうと思いました。翌朝、いざ起きようとすると異常に緊張して頭がキーッとなってしまいました。試験範囲の勉強が間に合わない、解答を間違えて点がとれない、先生にも親にも軽蔑されると想像し、恐怖感におそわれたのです。

リスカをすれば学校を休める、と具体的に考えたわけではありません。気づいたらリスカをしていました。今は習慣化して、緊張してくるとリスカに直進します。

過食もしています。うつになる恐怖で頭がいっぱいになると、食べ吐きをしてしまいます。

「注目されたい」だけではない

視覚的に驚くような光景であるため、注目されたくてやったのか、あてつけか、などと思われがちです。その気持ちもあるのでしょうが、それだけではありません。

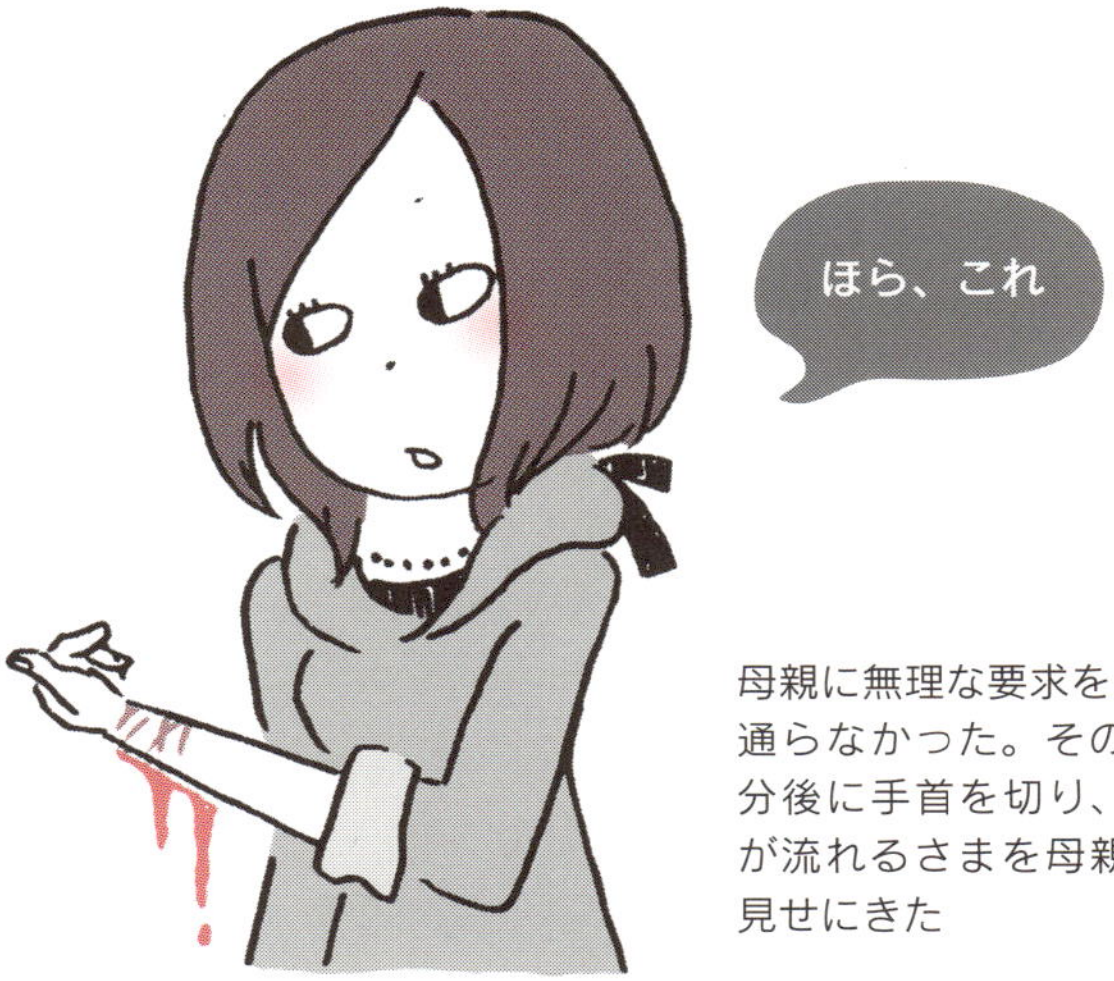

母親に無理な要求をし、通らなかった。その数分後に手首を切り、血が流れるさまを母親に見せにきた

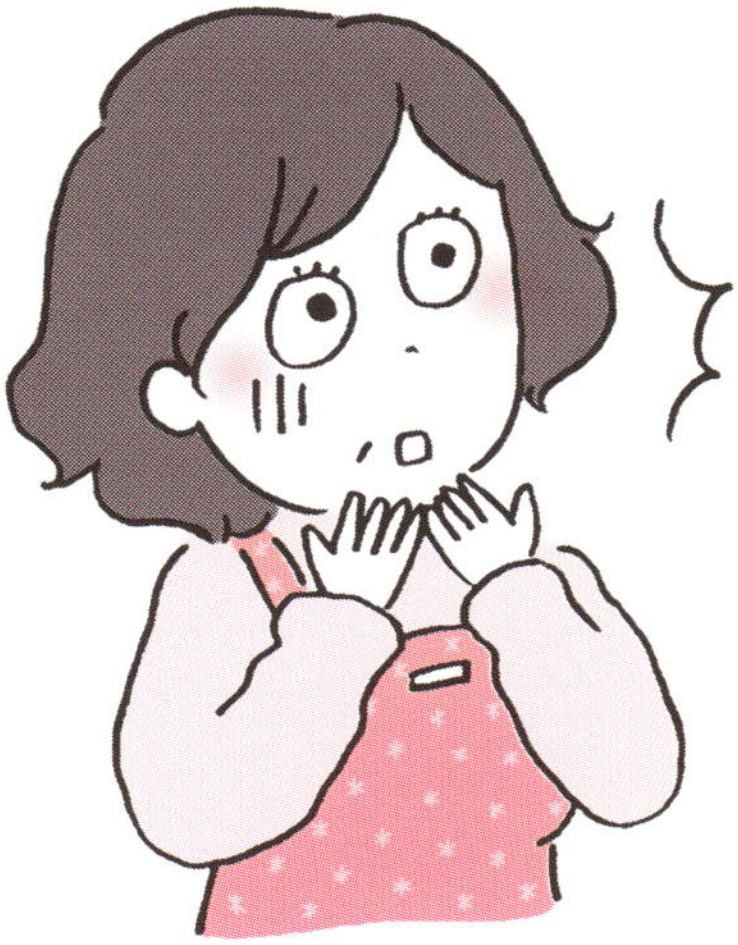

母親は驚き、最初はねつけた娘の要求を聞くことにした。これは、他者を操縦することに成功した例

あえて気持ちを尋ねるなら

- リスカをするとスーッとする
- 興奮して、うつ的な気分がなくなる
- いやなことがあったときの習慣
- 切る瞬間はよく覚えていない
- 血を見ると安心する
- 自分は生きていると実感する
- 痛みは気持ちいい
- 怒りがおさまる
- 自分が嫌いだから

「なんで」と言われても答えられない

リストカットや大量服薬のような生命にかかわる行為をすると、家族は「なんでそんなことをしたのか」と詰問します。けれど、本人にも、うまく説明できません。

直接的なきっかけはささいなこと。けれど、そのことについて、わるい結果ばかりが想像され、いたたまれなくなるのです。

なぜか気持ちが軽くなるから

不安や緊張が高まったうえで衝動的な行動を起こすのです。ですから、その行動には、一時的に不安や恐怖を軽減させる効果があることは否めません。

また、騒ぎを起こしたあとの静けさや、ある種の安心感が得られるために、くり返しが起こりやすくなります。一種の依存症の態をなすのはそのせいです。

解説

周辺の病気ー合併しやすい、誤診されやすい

目につく症状だから、他の疾患に見えることも

境界性パーソナリティ障害を基盤に、下記のような合併症が起こってきます。一方、衝動的な行為をもって受診する患者さんのなかに、発達障害や他の精神疾患が多くあります。症状だけに注目せず、背後にある不安を見ていきます。

摂食障害

合併する症状として、ほとんどの例で過食が見られます。お菓子やパン、インスタント食品などを親に隠れてまで大量に食べ、吐きます。拒食もあります。

いずれも太ることへの不安が根強くありますが、内奥に隠れていることが多く、自覚がないことも。重症になると生命にかかわります。

うつ病

慢性的な抑うつ、不安感、自傷行為など、うつ病とはたいへん区別がつきにくいものです。

ただし、境界性パーソナリティ障害では他者を責めますが、うつ病では他者と争ったり他罰的になったりすることはありません。わるいのは自分であり、自傷行為を起こすにしても、そのもとにある気持ちが違います。また、死亡に至ることが少なくありません。

感情の不安定さはどちらにもありますが、うつ病では、怒りが爆発したり泣き叫んだりというより、もっと内にこもっています。

双極性障害（躁うつ病）との誤診もありますが、双極性障害のほうが、きっかけなく気分が変わり、その気分が数日は続きます。

強迫性障害

強迫症状としては、手を洗う、確認行為が一般的でした。しかし、従順さに代わって怒りの爆発、整理整頓に代わって片付けられない、末節にこだわって話がややこしくなる、といった強迫性が多くなりました。こうした症状が合併しています。

物質依存症

不安や恐怖を解消するため酒や薬物を摂取するうちに、それがないと過ごせない「依存症」になることはしばしばあります。

境界性パーソナリティ障害と合併している場合、まず依存症の治療が優先されます。また、酔ったうえでの衝動行為があると、誤診されやすくなります。

他のパーソナリティ障害

衝動行為の症状は統合失調症型パーソナリティ障害、依存性パーソナリティ障害、あるいは変形した強迫性パーソナリティ障害、演技性パーソナリティ障害にも見られます。後三者の場合、境界性パーソナリティ障害に合併したと考える人もいますが、そのような考え方は問題を複雑にするだけです。手首自傷、過量服薬、性依存といった衝動的な行為の背後に、どのような不安があるかを見なくてはなりません。

「見捨てられ不安」があるのは、境界性パーソナリティ障害だけです。統合失調症型パーソナリティ障害では衝動行為の背後にあるのは「解体不安」ですし、強迫性パーソナリティ障害では、「ひどい罪意識」です。

これらのパーソナリティ障害に「見捨てられ不安」があるとして治療的に接近すると、解体不安を高めたり、罪意識を強化したりするのです。

その他の疾患、障害

対人関係の不安定さは社交不安障害と、不安でパニックになる言動はパニック障害と似ています。

性格の急な変化、感情の不安定さから、境界性パーソナリティ障害かと思われた女性が、認知症だった例もあります。この場合は年齢で判断できるはずです。

発達障害

対人関係のトラブルはアスペルガー症候群と、衝動性はADHD（注意欠陥多動性障害）と共通しています。そのため、自傷をはじめとした多様な衝動行為が境界性パーソナリティ障害と見間違われることがあります。

境界性パーソナリティ障害と発達障害が併存すると考える人もいますが、それは正しくありません。発達障害では、見捨てられ不安や他者を操縦しようという気持ちはありません。

統合失調症

統合失調症と神経症の「境界」にある症状ですから、区別は難しいのです。思春期に多いという共通点もあります。

ただ、自傷行為や衝動行為があっても、境界性パーソナリティ障害では、自分がなくなる不安を解消するためにくり返しているという違いがあります。

非定型うつ病

イライラして激しい怒りが爆発する、他人を責める、好きなことならできる、といった点が似ています。しかし、症状は似ていても、境界性パーソナリティ障害では、根底に見捨てられ不安など対人関係の問題があります。また、非定型うつ病には自己破壊的な行動がありません。

体の症状が現れることもある

倦怠感《けんたいかん》や動悸・息切れなど体の不調が、境界性パーソナリティ障害からくることがあります。突然声が出なくなったり、気を失うこともあり、周囲は驚かされます。

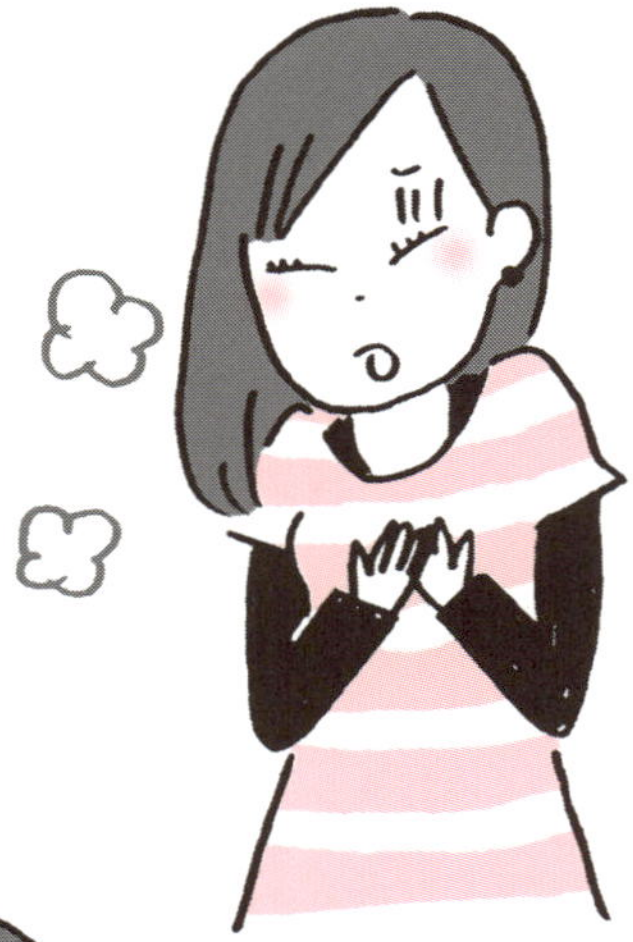

過呼吸のような発作がくり返し起こる場合、パニック障害を併せもっているのかも

過呼吸症候群

　ストレスが身体的な症状になる心身症のひとつ。パニック障害とは別の疾患ですが、症状として現れることがあります。呼吸困難、しびれ、耳なりのほか、意識がもうろうとすることもあります。

　呼吸が乱れて血液中に酸素が多くなりすぎることが原因です。紙袋などで口をおおい、二酸化炭素をとりこむと落ち着きます。

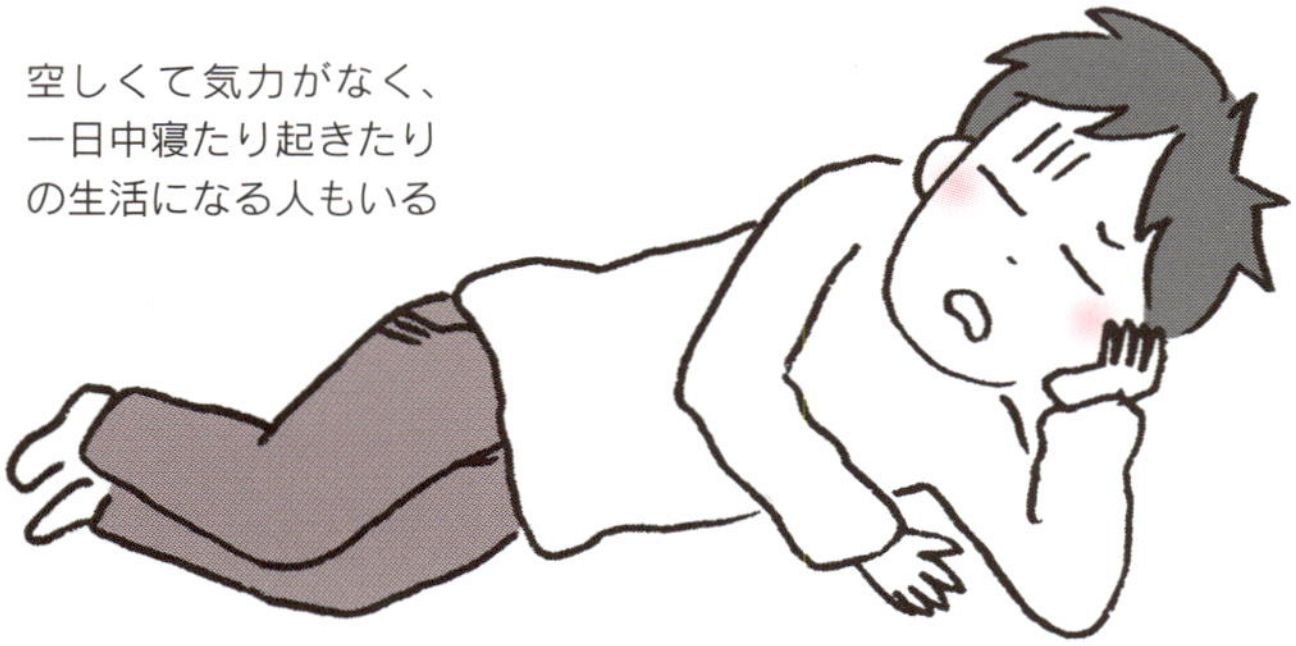

空しくて気力がなく、一日中寝たり起きたりの生活になる人もいる

実際に身体的な変調をきたす

　極度な倦怠感や過呼吸のような呼吸困難の背景に、境界性パーソナリティ障害が隠れていることがあります。倦怠感は空虚感から、呼吸困難は見捨てられ不安が高じたためと考えられます。

　身体的な検査で異常がなくても体調がわるくなっているのは事実。症状は気のせいではなく、本人は実際に苦しんでいるのです。

　対症的に薬物療法をすれば症状はおさまりますが、根本にある障害を改善しなければ、また違うかたちで現れてくるでしょう。

　また、見捨てないで、かまってほしいという気持ちから、体調不良を訴えることがあります。

2

どういう人間なのか自分がわからない

自己のイメージがはっきりつかめないのは
まだ成長途中にあるから。
しかし本人は、不全感がいっぱいで
社会での立ち位置に迷っています。
生きる希望さえなくしていることも。
自傷行為は命にかかわることがありますが
そこばかりに注目しないで。
手首を切るときの心理を見るだけでなく、
本人は苦しみをかかえていると
知ることから、理解が始まります。

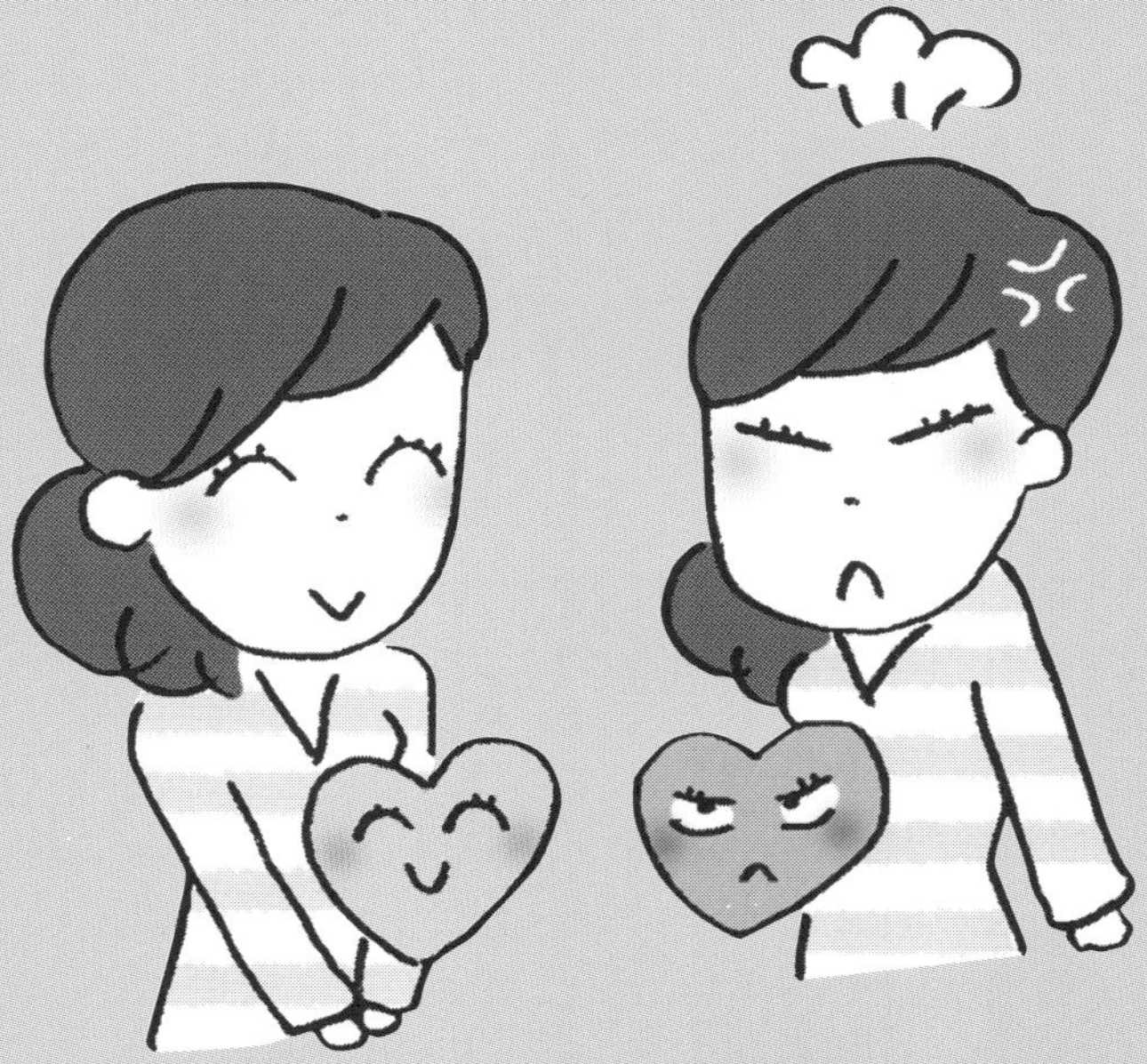

ケース２

親子げんかと過食をくり返すBさん

離婚した母親は外資系でバリバリ仕事をしている人

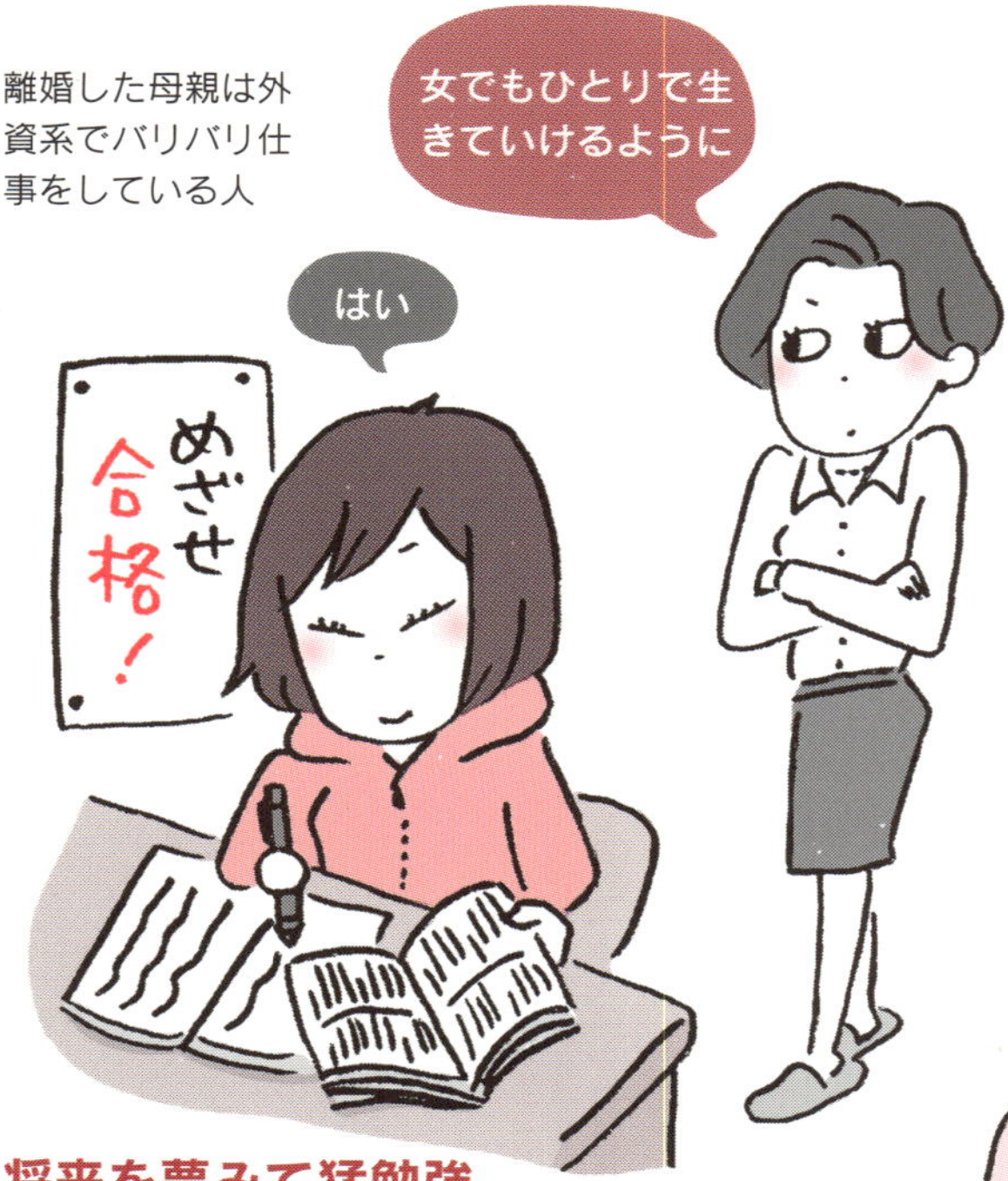
女でもひとりで生きていけるように
はい
めざせ
合格！

Bさんのプロフィール

幼いころから素直でおとなしく、母親の言うことをよく聞く子でした。ずっと成績もよく、自分で勉強予定表をつくり、友人と遊ぶ間も惜しんで実行。それというのも、母親のように国際的に活躍するキャリアウーマンになることを目指していたからです。

将来を夢みて猛勉強

中学３年になり、受験に備えて勉強するＢさん。交友関係や趣味活動などの「文化的・人間的活動」より学歴が大切だと思っていました。

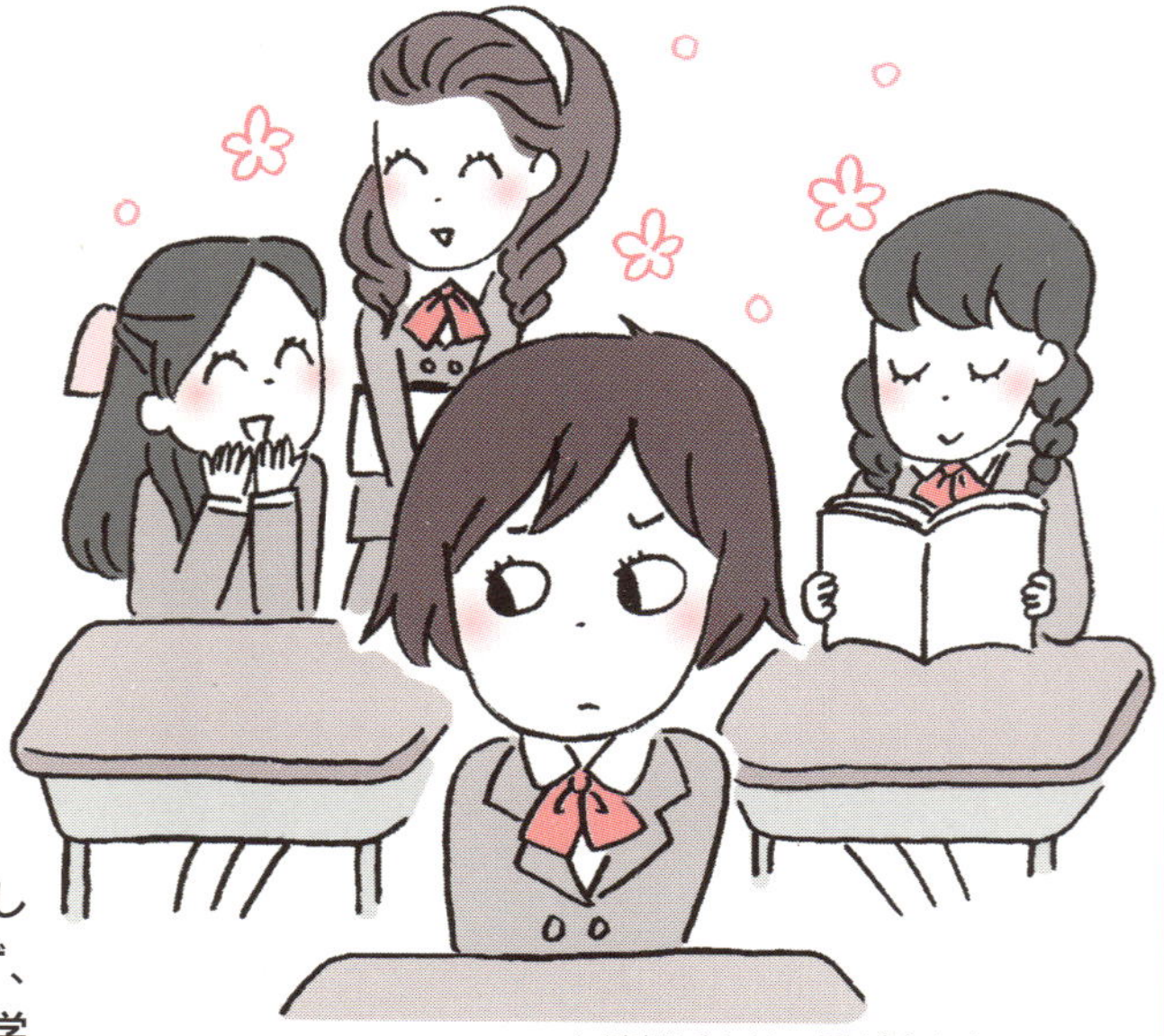

お嬢様ばかりで話が合わない。
センスが悪くてみんなダサイ

お嬢様ばかりでなじめない

志望校に合格し、自信満々で通学しはじめたのですが､周囲になじめず、不満を訴えるようになりました。学校に行きたくないと言う日も。

きっかけはテスト失敗

定期テストで解答できない箇所がたくさん。得意なはずの英語なのに、準備不足のためでした。Bさんは落ち込み、学校に行けなくなってしまいました。

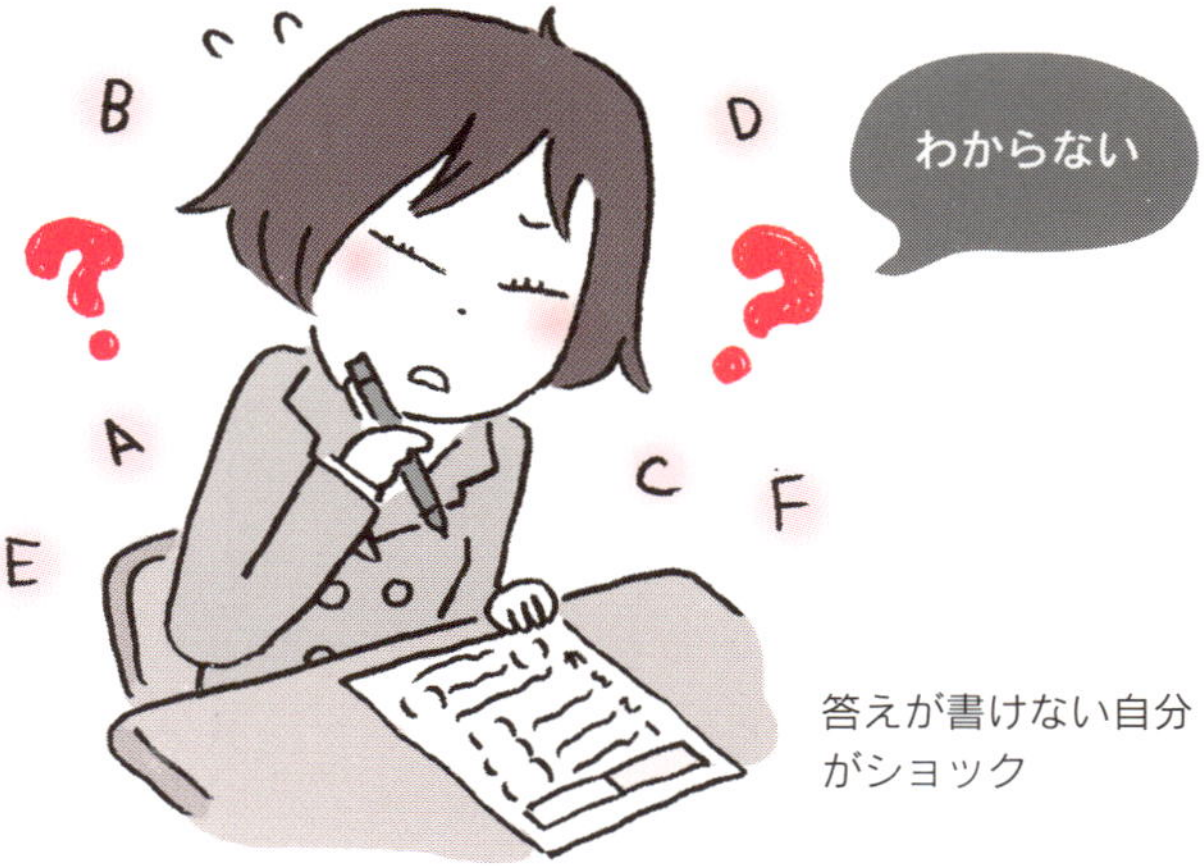
わからない
B
D
A
C
F
E

答えが書けない自分がショック

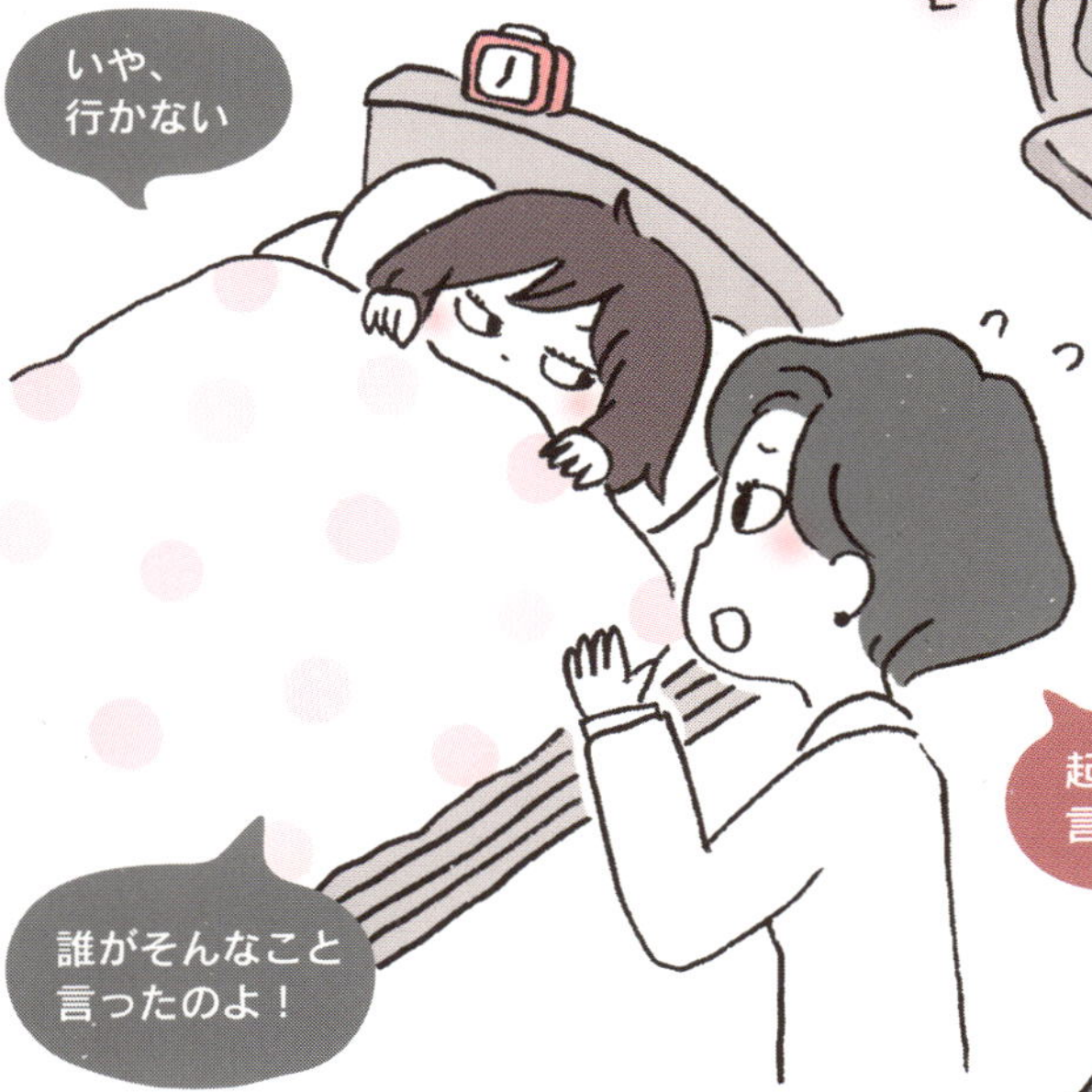
いや、行かない
起こしてって言ったでしょ
誰がそんなこと言ったのよ！

起こしに来た母親とケンカ

本人が「明日は学校に行くから、起こして」と言うので、翌朝母親が起こしに行きました。ところが……。

高校へ行かず ひきこもり、過食の毎日

次の日からまったく学校に行かなくなり、過食が始まりました。「学歴がない自分はもうダメだ」と泣きわめき、親を責めながら食べては吐きます。下剤も使っているらしく、やせてきています。

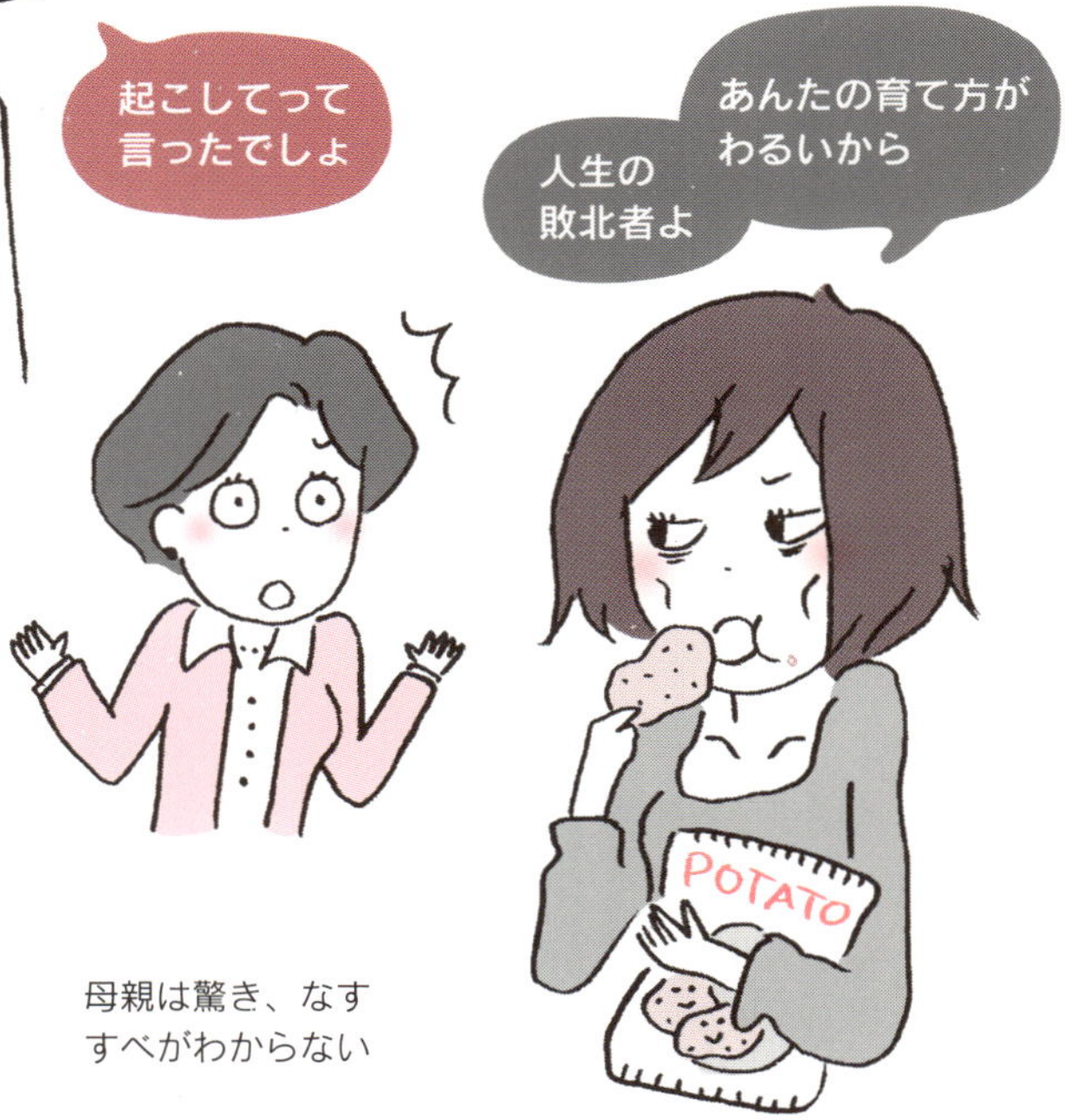
あんたの育て方がわるいから
人生の敗北者よ
POTATO

母親は驚き、なすすべがわからない

同一性

本当の自分はどこにあるのだろう

境界性パーソナリティ障害では、見捨てられ不安とともに、同一性の障害が大きな特徴です。同一性とはアイデンティティともよばれ、思春期に確立するはずのものです。

自分らしさがわからない

あなたはどんな人かと聞かれても、答えられません。自分には個性がないと思います。好みや趣味も続いているものはなく、自分で自分がわかりません。

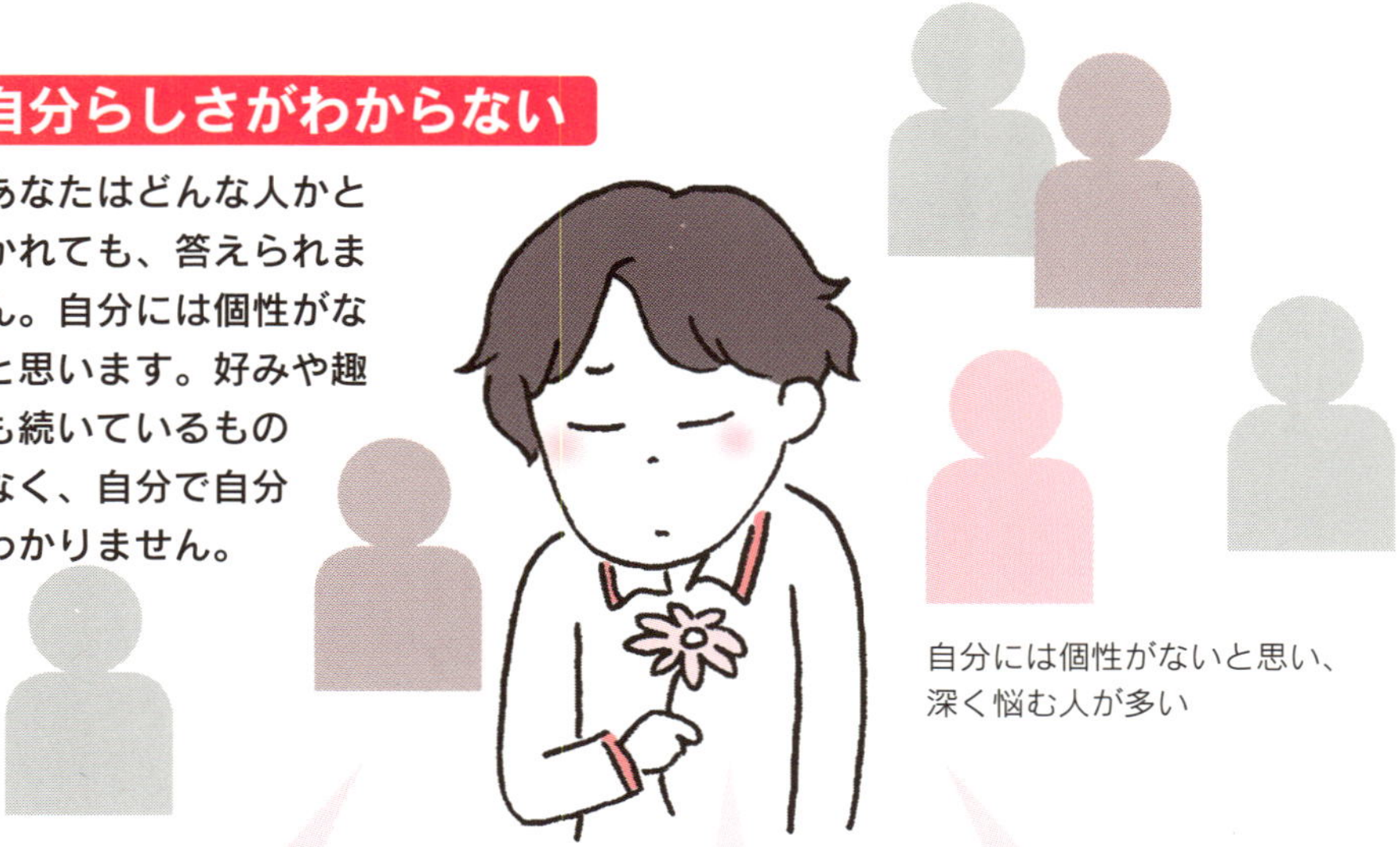

自分には個性がないと思い、深く悩む人が多い

オンリーワンの私って？

オンリーワンでいいと言われても、自分らしさや個性がつかめない。そのことが不安につながる

皆と同じはいや

自己が明確にないため、皆と同じことをしていると、ますます自分がなくなりそうな気がする

飲み込まれそう

自分と他者との境があいまいで、群衆のなかに入ると自分を見失いそうになる。飲み込まれそうだと感じる人もいる

自己イメージがあやふやなまま

境界性パーソナリティ障害の人は、自分がどういう人間かわからないと言います。自分がない、よい自分とわるい自分がいて、どちらが本当かわからない、周囲に合わせているだけと言い、自分のイメージがしっかりしていません。

ただ、対人関係でトラブルを起こし他者から非難されることが多いため、自分はわるい人間だと感じるほうが多いようです。だから他者から見捨てられるのだと思い、いっそう不安がつのります。

価値観も安定していないので、突然辞職してまったく違う職業を選択したり、趣味や友人のタイプが突然変わることもあります。

よい自分とわるい自分

価値観が安定していないため、さまざいなことでよいとわるいの両極端にふれてしまいます。自己の内面も２つに分裂しています。

よい

表面はおだやか

自分では相手に合わせて、むりやりとりつくろっていると感じている

わるい

よい、わるいの両極にふれるのは、退行（P44参照）をおこしているためです。なにごともない平安なときは、年齢相応の自分を保っています。

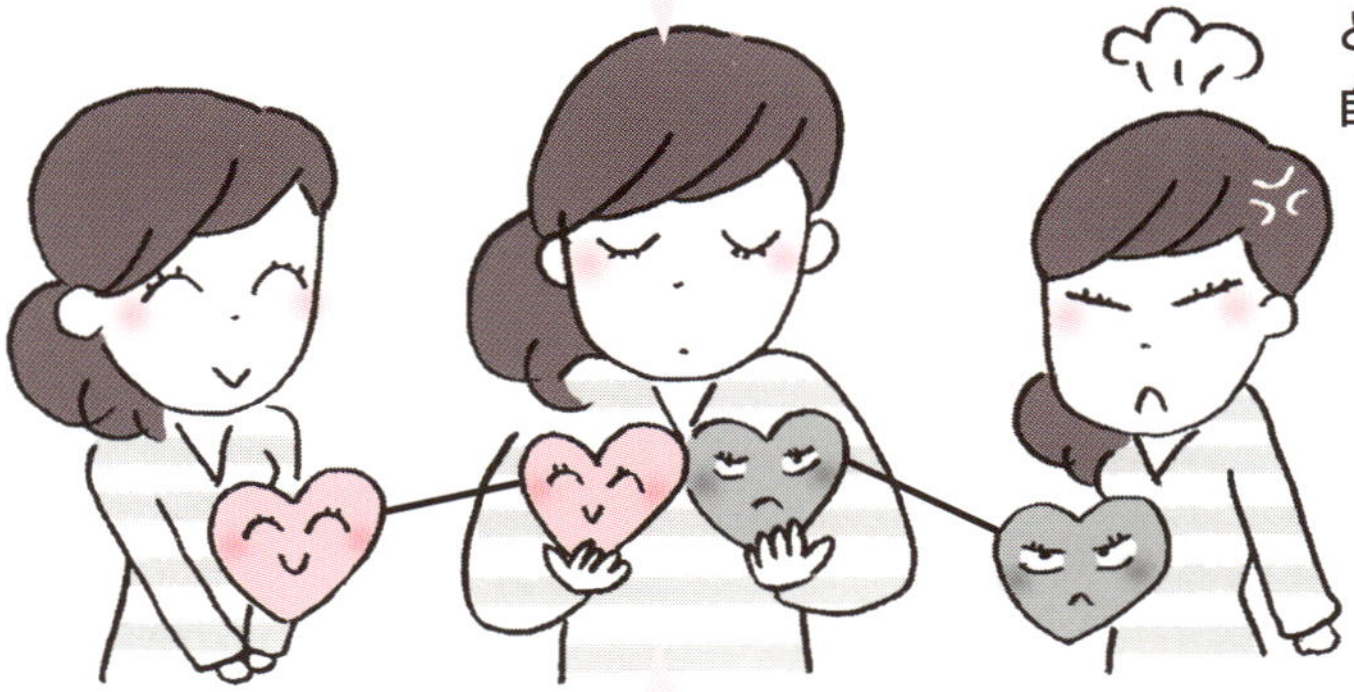

よい自分は仮の姿で、仮面をかぶり、演じているだけ

心のなかはうつろ

自己が確立していない。自分では空っぽ、うつろなどと感じ、他者に依存したがる

わるい自分が本来の自分。だから皆に見捨てられる

自我同一性の障害

自我同一性とは、アメリカの精神分析家のエリクソンが提唱した概念です。自分とはどういう人間かというイメージ、日常生活で自分はこんな人間だという意識、社会的に担っている役割を総称した、自己感覚です。アイデンティティといったほうがわかりやすいかもしれません。

自分だけでつきつめて考えていくものではなく、外から与えられた自己と、これまで生きてきた自己、これから生きていこうとする主体的な自己を統合しながら確立していきます。思春期・青年期に獲得していく課題です（52ページ参照）。自我同一性が形成されると、自分は社会にとって意味があり、真の自分はここで生きているという実感が生まれます。

境界性パーソナリティ障害では、この同一性がくずれています。突然怒りだして相手を罵倒する強さと裏腹に、内面の自己イメージは希薄。嵐が過ぎ去ると謝り、相手にしがみつきます。

自分の役割がわからない

同一性が確立されていないと、社会における自分の位置がつかめません。社会に貢献できる自分の力もわからないので、困難なことがあると、すぐに挫折してしまいます。

社会から見捨てられたと思う

おとなと青年との境界があいまいで、早くから社会に出たがる傾向があります。安易に水商売についたり、国際機関で働きたい、研究職につきたいといったスペシャリスト志向もあります。都会へ、海外へと思う背景には、家や親からの逃避願望もあるのでしょう。

しかし、うまくいかないと心の根底にある無力感が表面に出てきて、すぐに挫折し、社会から見捨てられたと感じます。その結果、ひきこもる人もいます。

挫折にもろい

早く社会に出てもアイデンティティが確立していないと、困難にしっかり対処できません。すぐに援助を求め、自分から立ち向かうことを放棄します。

選択肢がたくさんある

現代は、思春期からおとなにかけての選択肢は多く、どれを選んでも自由。だからかえって迷ってしまいます。

若者の未来は
明暗さまざま

子どもっぽい展望

夢をもっていて、現実の目標にさえなっているが、その夢に向かってコツコツ努力することは、あまりない

本人の体験談

母は私のことをなにも知らない

母はいつも多忙。私を育ててくれたのは祖母でした。もう祖母は亡くなり、私はひとりになってしまいました。母はしつけが厳しく、祖母のしつけを否定し、すっかり直されたほど。

でも私が高校時代、三人の男性の間をうまく泳いできたことを知りません。今もお金には困っていないことも。母は「あんたのためにがんばってきた」とおしつけるようなことを言うけれど、私が死のうとしたことも知らない。本当は私に興味がないのです。

高校卒業してから家にいるけど、この前の芸能プロダクションのオーディションもダメだったし、もうどうでもいいです。

もうダメだ、おしまいだ

早々に降参し、投げだしてしまいます。すぐに死にたくなったり、万引きや器物損壊など、反社会的行動に出ることもあります。

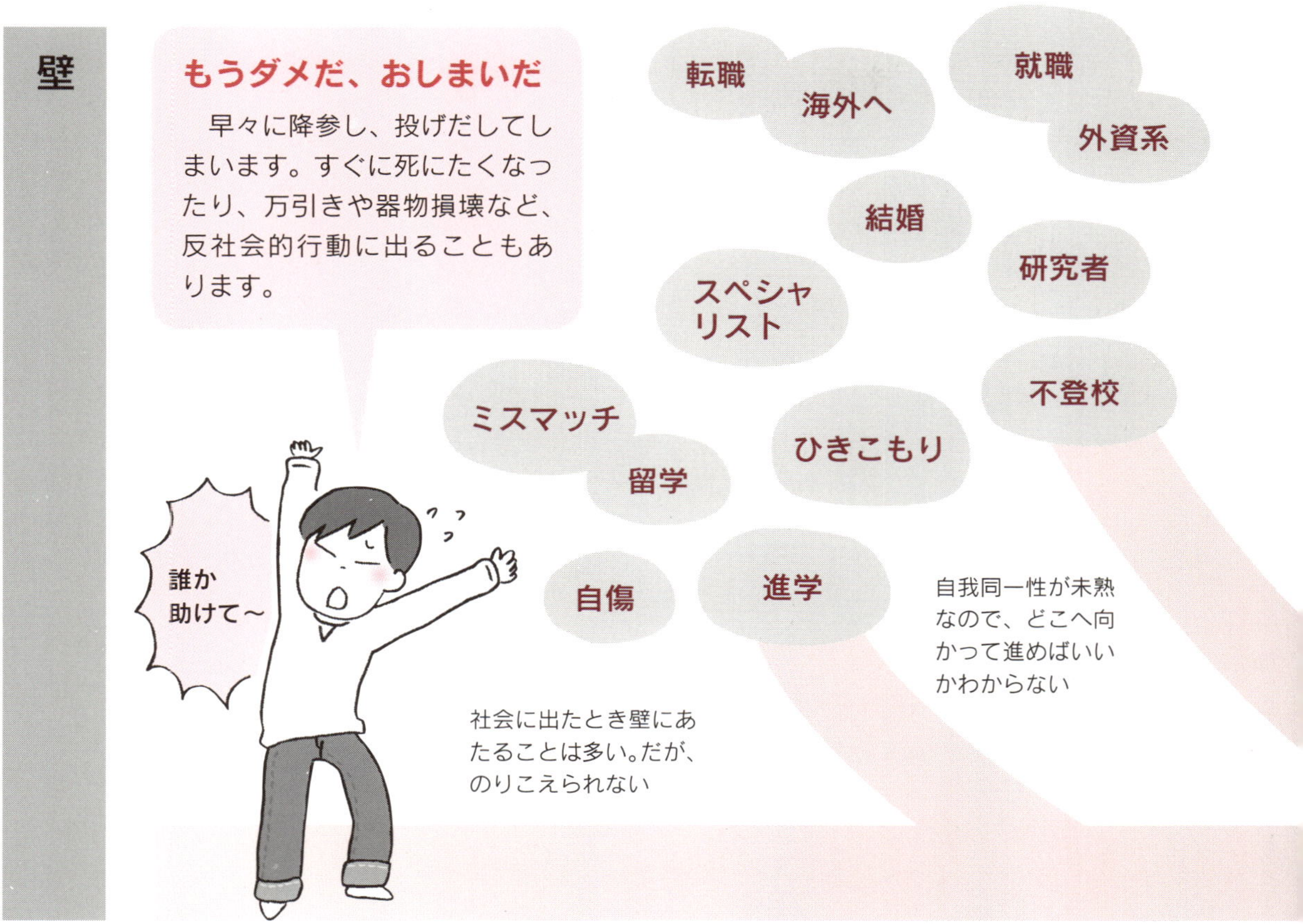
壁
誰か助けて～
転職
海外へ
就職
外資系
結婚
研究者
スペシャリスト
ミスマッチ
留学
ひきこもり
不登校
自傷
進学
自我同一性が未熟なので、どこへ向かって進めばいいかわからない
社会に出たとき壁にあたることは多い。だが、のりこえられない

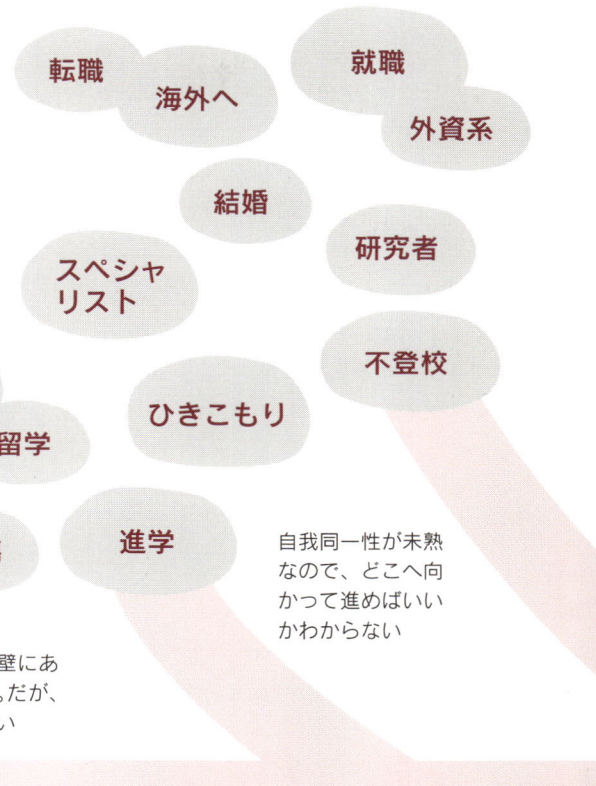

本人の気持ち

- 自分の存在している意味がわからない
- やりたいことが見つからない
- 信頼していた職場の上司に裏切られ、もうあの会社に行けない
- 誰も自分のことを心配してくれない
- 思っていた学校（職場）と違う
- 自分の能力が社会的に評価されていない
- 障害が発症してから８年。学歴もないし、これからどうやって生きていこう
- 私などどうせ無力。役に立たない人間なんだ

感情のコントロールができない

境界性パーソナリティ障害の人は、喜怒哀楽が激しく、一度怒りだしたらとめられません。けれど、感情の起伏が激しいことを、自分でもわかっています。

感情にふりまわされる
自分が恥ずかしい

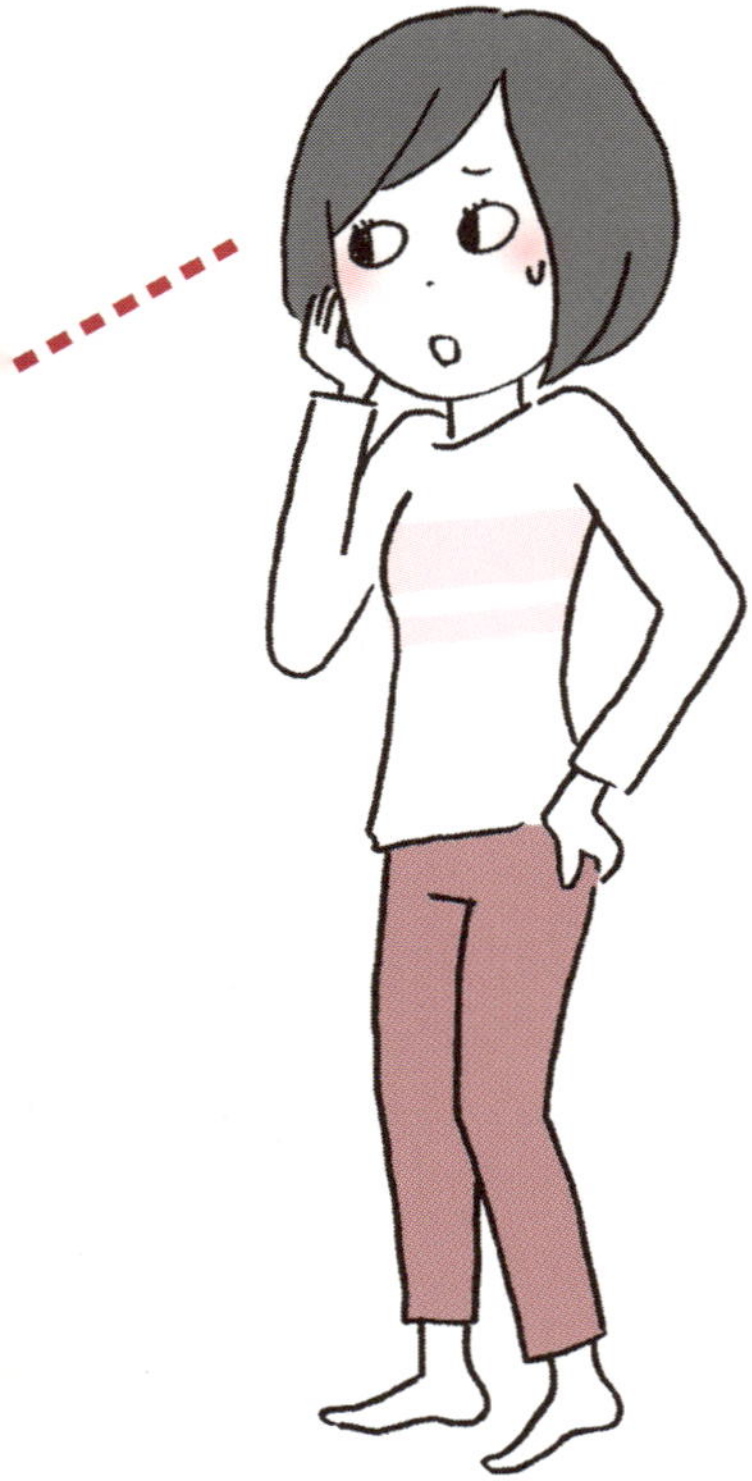

自覚している

怒りの感情をコントロールできないこと、しかも気分が短時間で激変することを自覚しています。相手に言ったことも覚えていますから、申し訳ないと反省もするのです。

わかっているから落ち込む

また怒ってしまった、人間関係がうまくいかないと反省する

▼

「自分にとって」を見つめている

怒りが起こるもとは、自分にとってよいかわるいか。相手の状況や性格はあまり見ていない

▼

おとなの部分ももっている

感情の激変は子どもっぽいが、おとなの分別もあるので、どうしようもない自分に苦しむ

本人の体験談

躁うつ病かもしれないと思いました

気分が高揚するときと落ち込むときがあります。高揚しているときは、会社の会議でもどんどん発言し、なんでもできる気になります。口から出まかせみたいにしゃべりまくり、職場でひんしゅくをかったこともあります。

落ち込むと、もう誰にも信じてもらえないという不安におそわれ、手首を切ったりしたことも。家族も驚きますが、かえって私のほうが怒ったりしています。こんなことではいけないとは思いますが、気分に流されてしまいます。

躁うつ病かもと思って受診したら、境界性パーソナリティ障害だと言われました。

医学的には「双極性障害」という。

激変する感情

ささいなことに反応して興奮し、喜か怒が極端に現れます。しかもそれがくり返され、本人にはどうすることもできません。

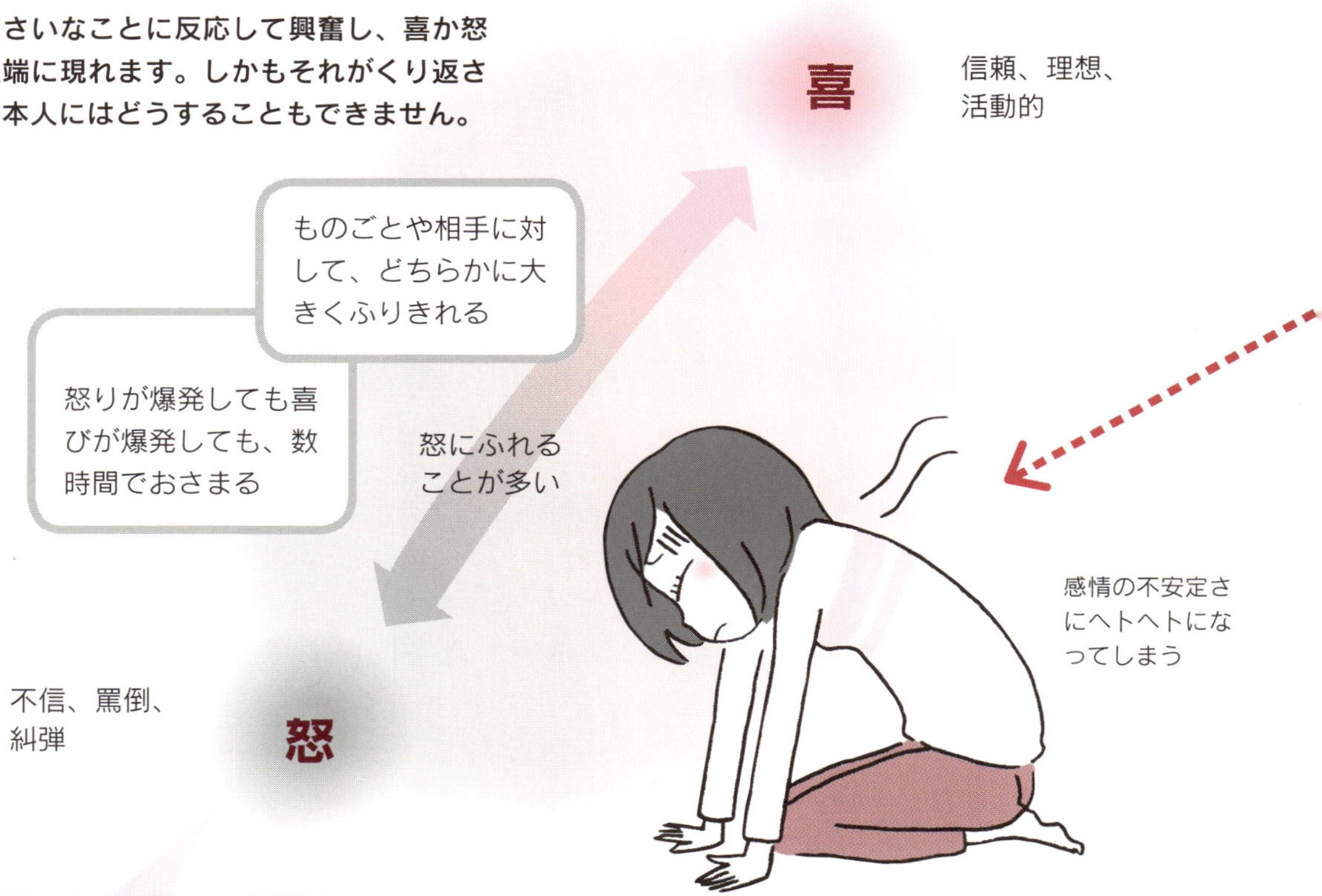
喜
信頼、理想、活動的
ものごとや相手に対して、どちらかに大きくふりきれる
怒りが爆発しても喜びが爆発しても、数時間でおさまる
怒にふれることが多い
不信、罵倒、糾弾
怒
感情の不安定さにヘトヘトになってしまう

恐怖感ももっている

怒りにかられてなにかとんでもないことをしかねないこわさ、しかも自分では抑えられない

薬物に頼ることも

気持ちを安定させるために処方された薬を手放せなくなる。ことあるごとに飲み、量が増えることも

激しく一喜一憂している

すごく楽しくて喜んでいたかと思うと、すぐに最悪の気分になり落ち込む。そんなふうに気分がくるくる変わる自分が、じつはとてもいやなのです。

対人関係も同じです。理想的な人だったはずが、一瞬でわるい人になり怒りが爆発します。きっかけは見捨てられたと思うこと。怒ってなにかするのではと、自分がこわいと言う人もいます。

言動も考え方も含めて自分がいや

好きな相手から見捨てられる不安、ひとりぼっちの寂しさ、自分の不確かさに加え、自己嫌悪にも苦しみます。自分の性格も、やっていることも、すべていやなのです。

自己否定

自分がいやだから、自分などつまらない人間だから、どうなってもいいと投げやりになってしまいます。

自分が嫌い

口に出して言うのは

じつは助けを求めている

こんないやな私だから、誰かに助けてほしい、その人にすがりつきたいと思っている

help me!

自己否定

自分などどうなってもいい

自暴自棄になるのは

気持ちをまぎらわせる

落ち込む気持ちをまぎらわせるために、強い刺激をほしがる。興奮したり高揚したい

- やさしくされると安易に体を許してしまう
- 一時の高揚感を求めて薬物に手を出してしまう
- つかまらないように万引きをするスリルを楽しみたい

多くの人が自己嫌悪に苦しむ

薬やセックスに依存したり、食べては吐くのも苦しい。衝動的にしてしまうリストカットや自己破壊的な行動も、けっしてよいことと思っていません。

ささいなことで怒り、相手を責め過ぎている自分に気づいて、みじめになるという人もいます。

まともな生活もできないし、社会的な評価も低い、友人もいない、自分はひじょうにつまらない人間だと思い込んでいます。自尊心がかなり低くなっているのです。

自分は「使えない人間」で、社会的に未熟だと思っても、どうすれば「できるおとな」になれるかがわかりません。

自己嫌悪

人によって感じ方を表す言葉は違っても、自分を客観的に見られるから、自己嫌悪に陥るともいえます。

- 相手を責めてばかりいる
- 感情のコントロールができない
- 迷ってばかりで将来が決められない
- 家族は私に失望している
- 人前で自分は仮面をかぶり続けている
- 人生の敗北者だ
- 社会的な評価が上がることは二度とない
- 人から批判されてもしかたがない
- 誰にも必要とされない人間だ
- あらゆるところで失敗ばかりしている
- ふつうの考え方ができない

こんな人間になるはずではなかった

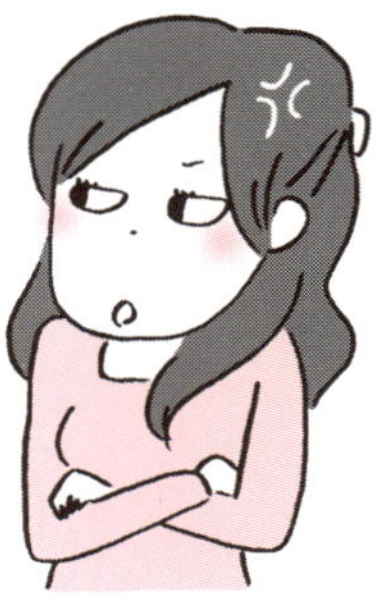

怒って責めるとき、相手の非をあげつらうが、じつは自分が高いところから言っている意識ではない。自尊心は低い

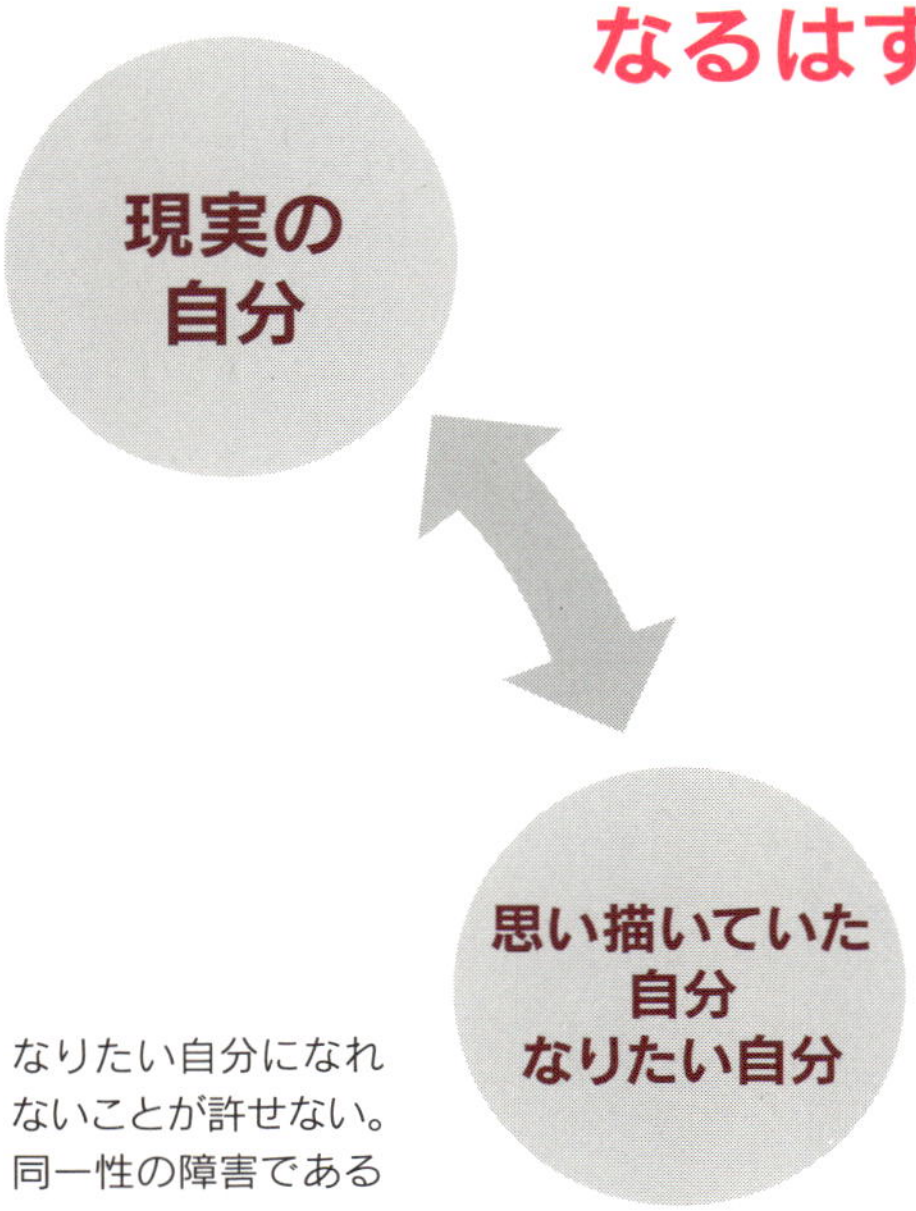

なりたい自分になれないことが許せない。同一性の障害である

本人の体験談
何人もの男と寝た自分は汚い

カレにショックなことを言われて頭にきて、出会い系で見つけた三人の男と寝た。そんな自分が汚くて死んじゃえと思って薬を飲んだんです。二〇錠飲んだところでこわくなってやめたけど、どうしてこんなふうになるんだろう。カレに思い知らせてやれ、とはっきり考えたわけではありません。自分でもふつうじゃないと思います。

私はいつも裏切られてきた

最初は理想的な人と信頼をよせても、なにかのきっかけで評価が一八〇度変わる。周囲の人からは手のひらを返したように見えますが、本人は自分が裏切られたと思っているのです。

信頼しすぎたから？

信頼するときは、まったく疑うことなく最高の人だと思います。だから裏切られたショックは大きく、激しい反応につながります。

信頼

なんでも要求に応えてくれるし、自分を大切にしてくれる。すばらしい人にようやく巡りあったと思う

いつも応えられるわけではない

「会社に行かないで」など、とうてい無理な要求もある。すべて応じられるわけではないので、当然、できないと返事をすることも

手のひら返し

周囲の人から見ると、本人が裏切られたと言うできごとは、ささいなこと。なぜそんなに騒ぐのか理解できない。手のひらを返したようなことを言う自分勝手な人にしか見えない

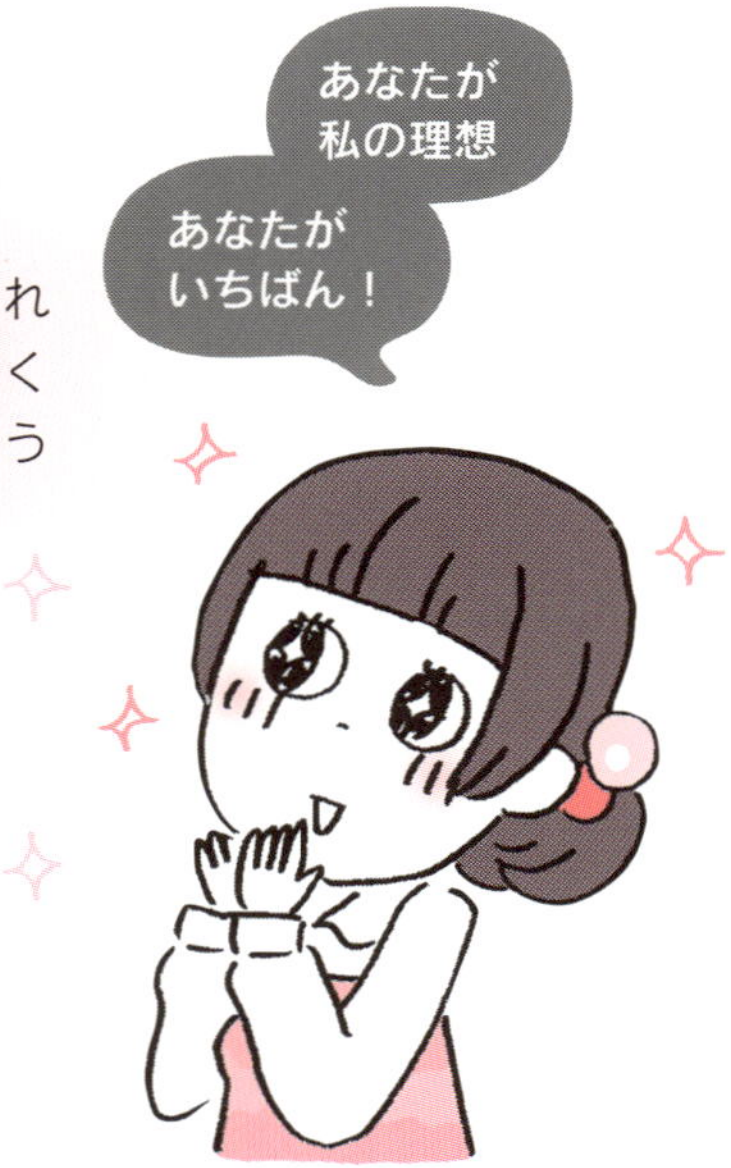
あなたが私の理想
あなたがいちばん！

信じていたのに応えてくれない

いい人と思っていたのに、じつはわるい人だった――。その根拠は、自分の要求に応えてくれず、見捨てたから。信頼を損ねた裏切り者なのです。

けれど、どんな人にも、なにか意に添わない点を見つけてしまうので、境界性パーソナリティ障害の人にとっては、世の中のほとんどがわるい人になります。

喜と怒、善と悪、白と黒、完全か死かなど、どちらかにしか受け取れないのが思考の特徴です。また、その極端な対人的な評価は、よい自分とわるい自分という、自己評価を反映しているものだという考え方もあります。

わからない わかろうとしない

相手の事情は考えず、ただ自分が見捨てられるのではないかと不安になる。必死にしがみつこうとすると、よけいに相手はひいてしまう

人がいきなり変わる恐怖

態度が急変するのはわるい人。他人はいつも自分をだまそうとしていると思う。懐疑的になり、外の世界がこわくて、出ていけなくなる人もいる

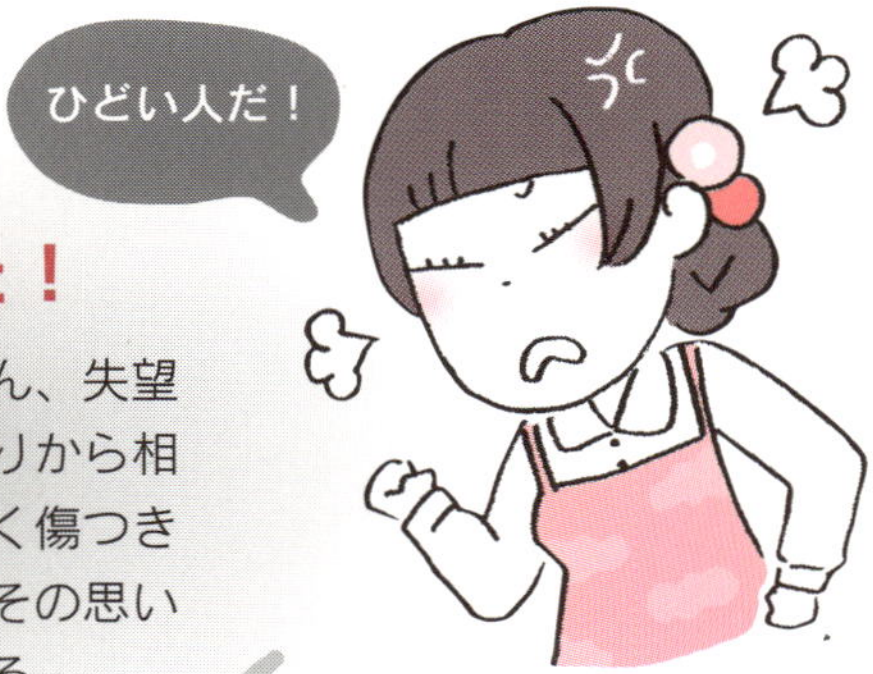

裏切られた！

信頼しきっていたぶん、失望も大きい。激しい怒りから相手を責めたり、ひどく傷つき落ち込んだりする。その思いは親に向くこともある

言葉で攻撃。ときには相手を憎み、復讐の行動に出ることも

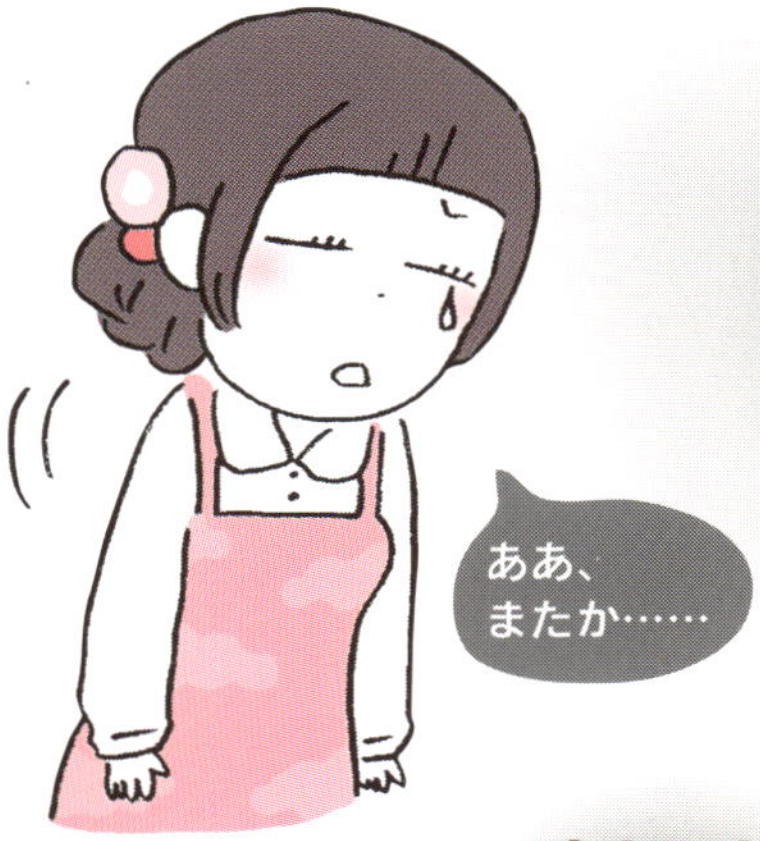

相手にも、対人関係がうまくできない自分にも失望する

裏切りの人生だ → **いつも同じだ** → **むなしい**

〇〇が憎い → **許さない** → **復讐してやる**

常に１対１

自分　相手

信じ、裏切られる対象は常にひとり。視野が狭いし、世界が狭いため、同時に何人もということはない。ひとりの相手に信頼の全力投球をする

解説

よいかわるいか。片方しか見えない

怒る母と笑う母 ひとりの母と思えない

空腹で泣いているとき授乳してくれる母親はよい母親、してくれない母親はわるい母親。どちらもひとりの母親です。しかし、時と場合によって授乳できたりできなかったりすることが、乳幼児には理解できません。

こうした関係を精神分析家メラニー・クラインは「部分的対象関係」とよびました。よい母親とわるい母親は、ある時期に統一されますが、境界性パーソナリティ障害になる人は、それ以前のままに止まっているのだと考えられます。

ひとりの人間がよい面もわるい面も持ち合わせていることが、理解できないのです。考えが極端から極端へとふれるので、ひじょうに不安定な人間関係となります。

どちらが見えるかは 本人の気分しだい

どの面が見えるかは、その瞬間の受け取る本人の気分しだい。わるい母親というとき、自分に対してもっている「わるい自分」のイメージが異常に誇張されて「投影」され、母親と自分が同一視されています。これを「投影同一視」とよびます。投影同一視は、自分の心を守ろうとする無意識の働きによります。

よいかわるいかの両極端の考え方は境界性パーソナリティ障害の特徴です。ものごとや人を二つに分けてとらえ、中間がありません。白と黒の間のグレー部分がないのです。たとえば成績が落ちたから死ぬ、と極端な考えにふれるのもそのため。二つの間にある、さまざまな過程が見えないのです。

ケース

「こんなひどい母は ほかにはいません！」

一七歳の女子高生。医師に「私に死ねと言う、ひどい母です」と怒りながら訴えます。

よく聞くと、受診日の朝、母親に「先生になにを話したらいいかな」と甘えたように尋ねたと言います。母親は「なんでも話せばいいのよ」とやさしく答えました。すると、「話すことないもん」と言いながら、手近にあったボールペンでふすまをプスプス破る。母親が「やめなさい」と注意したら、「お母さん、私を嫌いになったんでしょ」と急変。「私が死んだほうがいいと思っているでしょ」「死んでやる」とエスカレート。

たまりかねた母親が「それもいいかもね」と返事したところ、興奮して泣き叫びはじめたと言います。診察室で先のような訴えとなったいきさつです。

部分的対象関係のスイッチング

部分的対象関係では、もうひとつ別の関係が展開します。これが部分的対象関係のスイッチングです。

対象と自分との主従関係が、いつの間にか逆転しているのです。

怒る母親

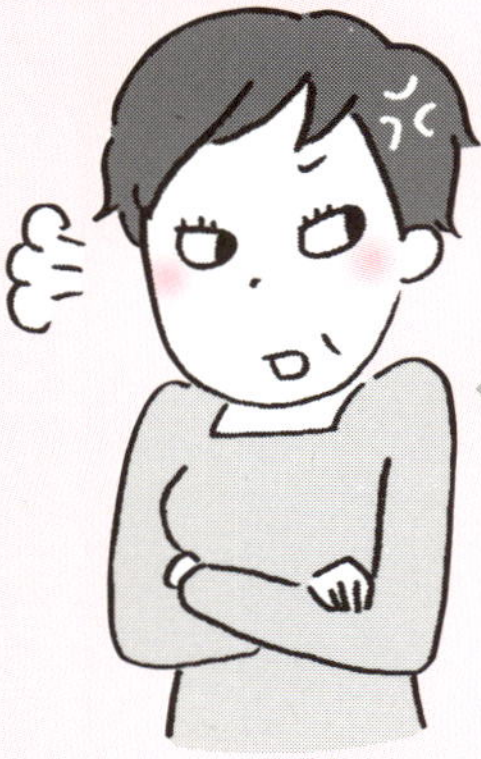

笑顔の母親

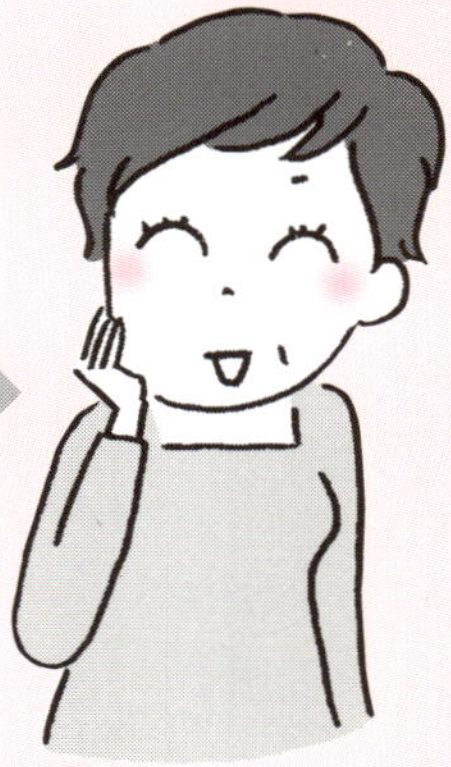

別の人？

ある瞬間ごとに、母親のある部分を対象にしている。母親をひとりに統合できない

怒る母親	笑顔の母親
こちらだけを対象にしていると	**こちらだけを対象にしていると**
自分を裏切った人だと罵倒し、激しい怒りとなって相手を責める	信頼し、依存して、見捨てられまいとしてすがりつく
対象者が従、本人が主の関係	**対象者が主、本人が従の関係**

主従関係が逆転している。部分的対象関係のスイッチングが起きた

対応のヒント

興奮して険悪になっている場面では、関係者が集まって、そこに至った事態を整理します。右のケースでは、本人、母親、医師が話し合いました。母親、医師は弁解したり怒ったりせず、冷静になることが必要です。

経緯を視覚的に描いて見せると、比較的わかりやすく、早く落ち着くことがあります。例えば、かわいいうさぎが、急に凶暴なおおかみに変わってしまったね、など。本人の心にかかる負担が軽減されるというねらいもあります。

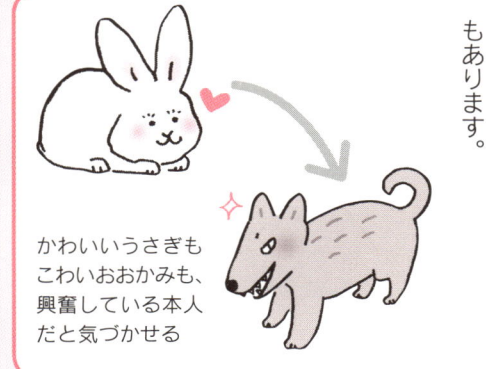

かわいいうさぎもこわいおおかみも、興奮している本人だと気づかせる

依存心

誰か私をかまってほしい

境界性パーソナリティ障害の人は、誰も自分を愛してくれない恐怖を打ち消すかのように恋愛を求め、理想の人に巡りあったら、幸せいっぱい。けれど多くは、間もなく関係が壊れてしまいます。

恋人がほしい 結婚したい

自分自身が空っぽで頼りなく、いつも寂しさをかかえているため、自分を支えてくれる人を常に求めています。放っておかれるのはいや、自分だけの心配をしてもらいたい、かまってほしいと切望しています。

愛情飢餓に応えてくれる恋人に巡りあったら、一気に気持ちが高まります。心も体もしっかりつかまえてほしいと思います。

誰かに頼りたい気持ちから、早く結婚する傾向があります。結婚したら自立できる、おとなになれるという期待もあるようです。

ただ、恋愛も結婚も長続きしなかったり、相手を求めるあまり慎重さに欠けるなど、別のトラブルになることがあります。

背景にある人間関係

恋人や結婚相手を求める背景には、友人や親との関係がうまくいっていないという思いがあります。

友人関係

泣いたり騒いだりすると、最初は同情してくれるが、度重なるうちに、離れていく

親子関係

自分を見捨てた親の代わりを探しつづけ、恋人や結婚相手にも親代わりを求める

見捨てられた

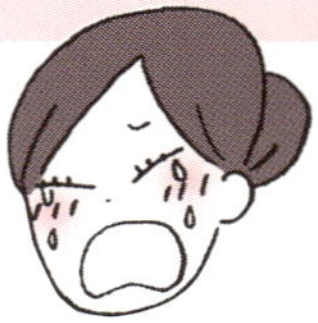

すぐに怒るし、泣くし。つきあいきれない

本人の体験談

18歳で結婚したけれど

中学生のころから不安定でした。18歳で23歳の彼とできちゃった結婚。でも子どもなどまったくかわいいと思えず、世話などする気になれず、母に同居してもらいました。彼も私のことを怒るし、頼りにならない、つまらない男でした。こんな自分にした母のことも許せません。だから不倫したのは、10歳以上私より年上だった人。今度は本当に私をかわいがってくれると思ったから。

破綻する危うさ

恋愛や結婚への思いも衝動的で不安定です。思わぬトラブルのもとになりかねません。

切なる思い

自分では、あふれるような愛情をもっていると思う。頼りたい、依存したい気持ちを愛情と勘違いしていることも

寂しい

かまってほしい

孤独がこわい

ひとりでいられない

頼れる人がほしい

信じられる人がほしい

誰かに守ってほしい

恋愛

結婚

境界性パーソナリティ障害では、恋愛や結婚にあこがれる年代が多い。理想の相手に巡りあうと最初はいいが……

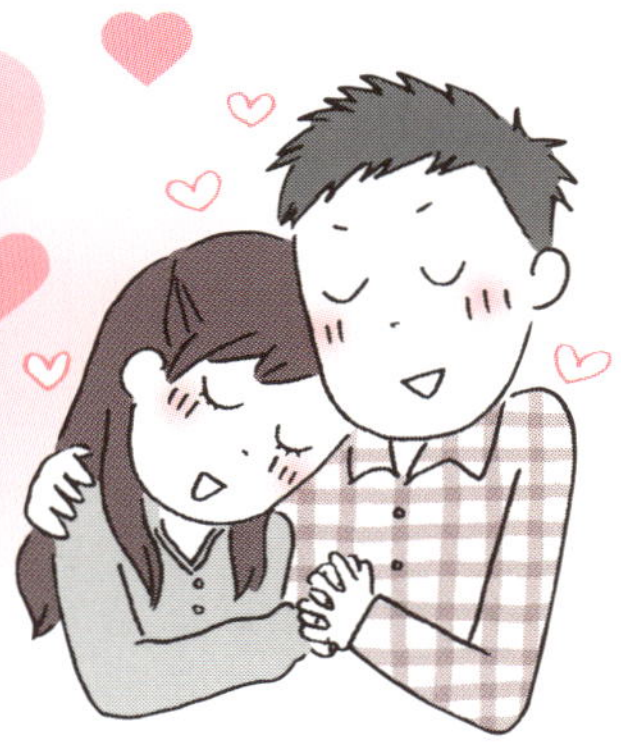

落とし穴

性的な面で思いもよらぬ危険に陥ったり、結婚生活でのトラブルを招きかねない

破綻
見捨てられ不安が刺激されるようなことがあると、裏切られたと思う

出会い系サイト
どんな相手かわからない。性的被害を受ける例も

援助交際
疑似的大人的恋愛とでもいうような、父親代わりに年上の男性を求める傾向もある

性的逸脱
ゆきずりの相手でも。あとで自己嫌悪に陥り、自傷行為をすることも

子ども虐待
早い結婚で出産し、若い母親に。自分がかまってほしいのに、子どもの世話など無理

親は大好き。だけど大嫌い

見捨てられ不安は、ほとんどの例で親が対象になります。幼いころ寂しい思いをして、親から見捨てられた。だからこんな不安定な人間になった、自分の人生をどうしてくれるんだと、親を責めます。

退行

２０代になってから、親を離さなくなる人もいます。子どもに戻ってしまったかのようです。おとなとして成長しているのに、ある部分、子ども返りしています。自分の心を防衛する働きで、退行といいます。

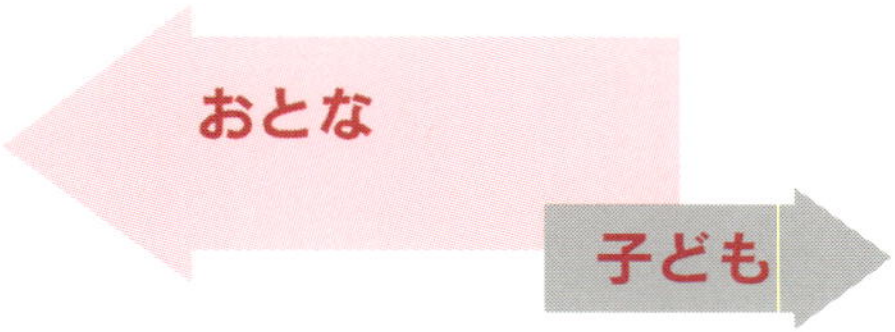

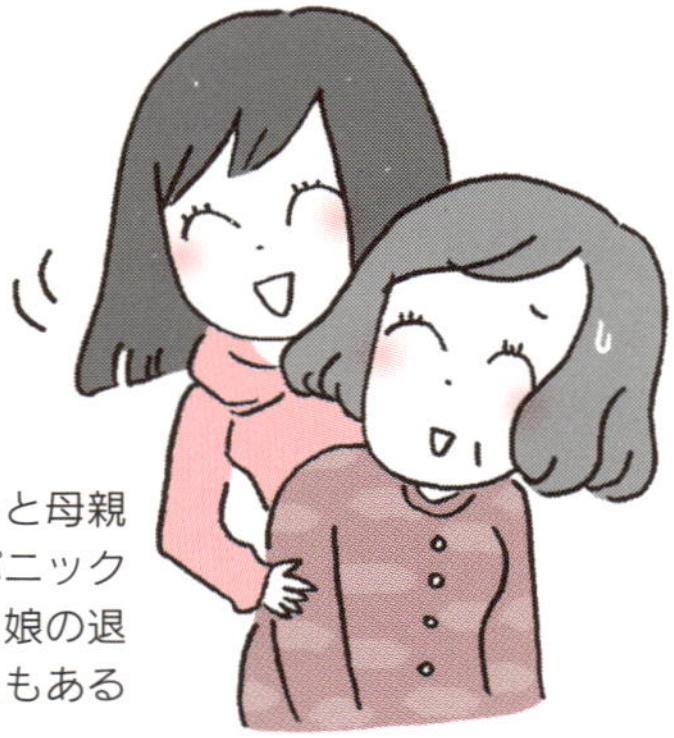

家事をしようと母親が離れるとパニックになるほど、娘の退行が強いこともある

こんな自分になったのは親のせい

境界性パーソナリティ障害の人の多くは、親の育て方によって今の自分がつくられた、親のせいだと言います。幼児期に寂しい思いをした、親と切れている、自分を見てくれなかった、頼れなかったなどと言います。

幼い子どもは親に甘え、保護され愛されたという思いがあってこそ、思春期になってじょじょに親離れしていきます。しかし、幼児期に充分に親に甘えることができなかったので、心が寂しいままだと言うのです。

本人が意識していなくても、親へのこだわりから、片時も親を離さなくなる人もいます。

本人の体験談

母親に近づくと殺してしまいそう

母親はよく言えば気がつく人で、私がなにをするにも口を出してきました。学校であったこともすべて報告させられ、友だちも母親が選んでいました。

私がリスカをして病院にかつぎこまれたときも、母親は医者に「世の中なめてるだけですから」と言ったのです。そのときは悲しくて私はただ泣いていました。

でも、何度めかの診察のとき、「この子には手作りの服をきせたり、かわいがってきたのに」と、医者の前でいい母親を演じたのです。母への怒りが沸き上がってきて、刺してしまいそうな自分がこわい。もう近寄りたくないです。

母親

親は子どもを見捨てたとは思っていないことがほとんどで、子どもに責められても途方にくれるだけ

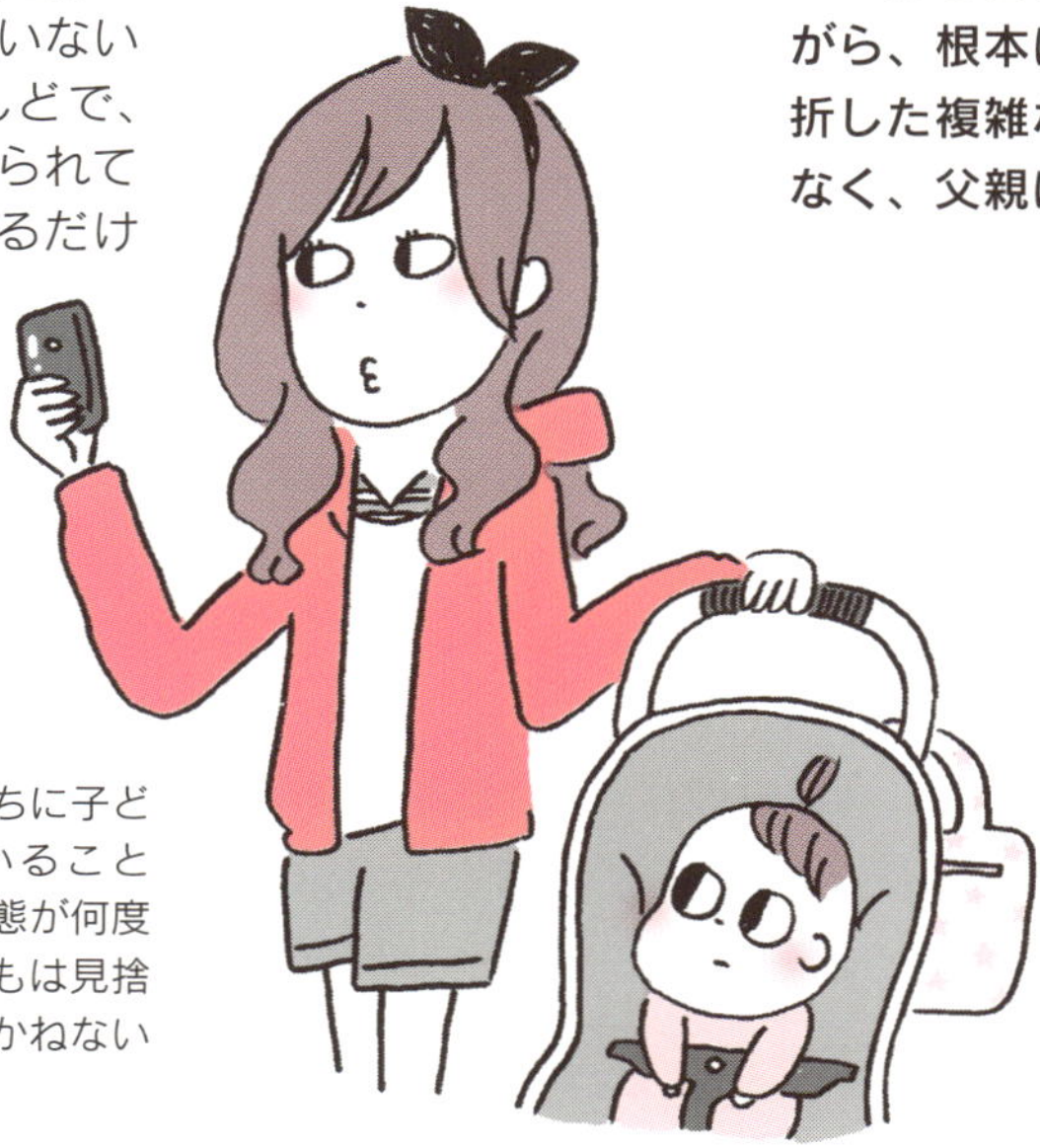

親は無意識のうちに子どもを無視していることも。そうした事態が何度もあれば、子どもは見捨てられ感を抱きかねない

父親

父親像があいまいな現代においては、母親以上に、子どもとのかかわり方がむずかしい

こちらが増えている

子育てにかかわらない父親

母親と子どもの結び付きが密接になり、父親が疎外されている家族は少なくない。父親からはなにも言われず無視され、モノのように扱われているという感想もある

子育てにかかわる父親

以前よりも子育てに熱心な父親が増えてはいるが、父親自身がかかわり方に迷っている。子どもからは自由を奪う「不気味な存在」という声も

親への思い

こんな自分にした親が許せないし嫌いだと言いながら、根本には親への甘えの気持ちもあります。屈折した複雑な思いです。その気持ちは母親へだけでなく、父親にも向かいます。

子ども

自分を見てくれなかった
悲しいときに癒してくれなかった
自分をモノのように扱った
寂しさをわかってくれなかった

↓

見捨てられた

精神的に見捨てられたと感じる

ケース

父親の一喝で状況が変化

父親の存在が事態を打開した例があります。

父親は企業戦士で、高校生の娘が自殺未遂をするまで母親に任せきりでした。娘も父親は自分を見捨てたと思っていました。

ある日、成績が下がったショックからリストカットをして、母親に「死ぬ」と騒いでいたところに父親が帰宅。「俺はそんなこと考えたこともないぞ」と一喝。娘は驚き、それが回復へのきっかけとなりました。

心は空っぽ。どうでもいい

境界性パーソナリティ障害の人のなかには、衝動性よりも虚無感に悩む人たちがいます。その虚《うつ》ろさをなにかで埋めずにはいられません。いけないとは思っても、強い刺激を求めます。

なにかが足りない

自分がわからないという同一性の障害、自己否定感、見捨てられ感から、自分にも人生にも空《むな》しさを感じる。なにが足りないのかわからないが、なにかが欲しい

すべてつまらない

誰とつきあっても裏切られ、なにをしても長続きせず、満足感が得られない。おもしろいことも楽しいこともなにもない。生きている充実感も感じられない

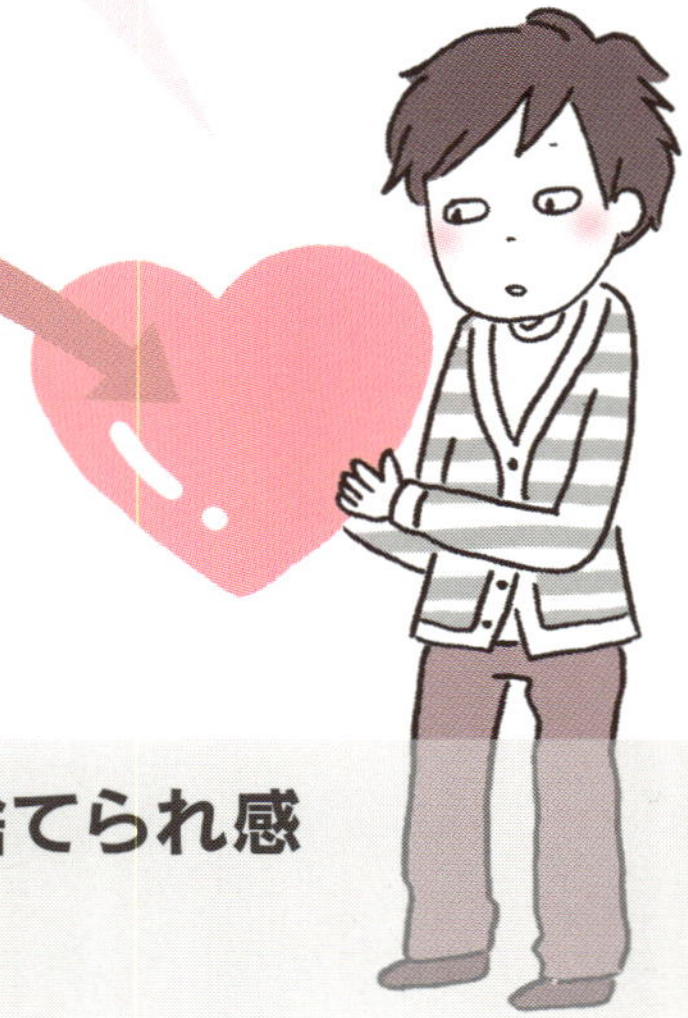

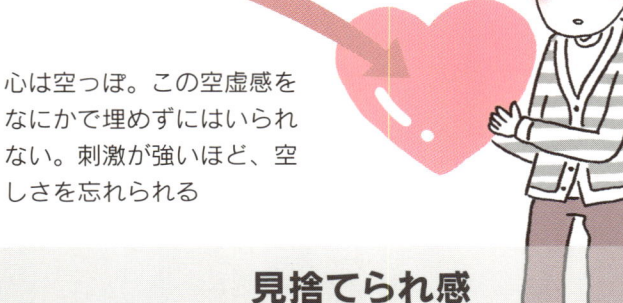

心は空っぽ。この空虚感をなにかで埋めずにはいられない。刺激が強いほど、空しさを忘れられる

親や恋人にすがっても、薬物や食べ物で埋めようとしても、癒《いや》されるのは一時だけ。あとで後悔する

見捨てられ感

虚ろな心

本人の体験談

リスカの代わりに薬物に逃げた

両親の離婚、母親のうつ病と、つらい子ども時代でした。結婚してから幸せになれると思ったのですが、昼間、夫がいないと寂しくてしかたがありません。なにもやる気が起きず、リスカをしました。

帰宅した夫は驚いていましたが、私は、高校生のころからリスカをしていたのです。

二度とやらないと約束したのですが、不安には耐えられません。ネットで心が元気になる薬を見つけ、購入し、なんとか気持ちをもたせていました。ふつうの人ができることが、私は薬を飲まないとできないのです。

でも使う金額が増えて、夫にバレました。それで精神科に通うようになったのです。

心のすきまを物で埋める

薬物やアルコール、大量の食べ物やギャンブルは、気分を高揚させます。空っぽの心を一時的にでも埋めることができるのです。

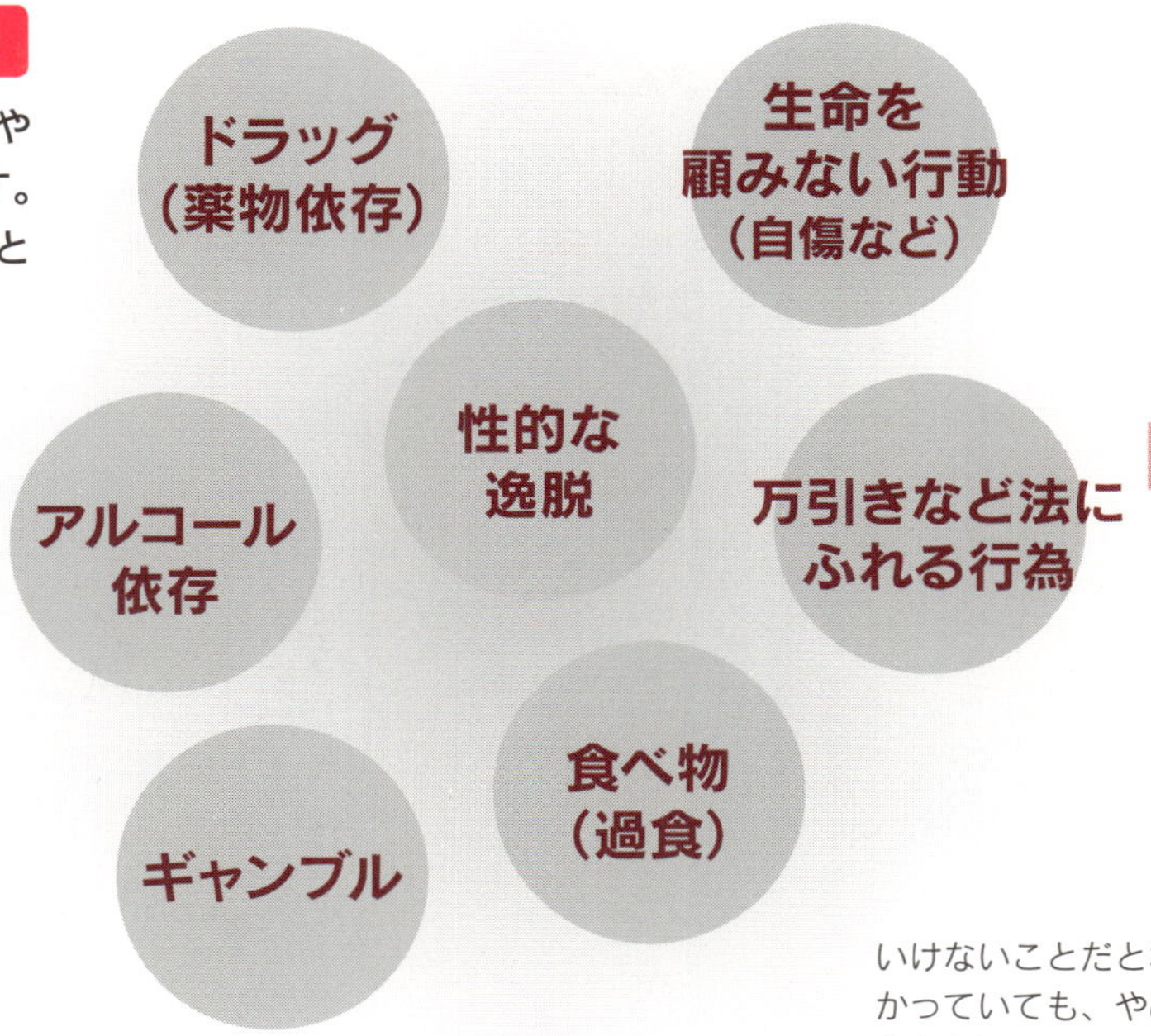
ドラッグ（薬物依存）
生命を顧みない行動（自傷など）
性的な逸脱
アルコール依存
万引きなど法にふれる行為
食べ物（過食）
ギャンブル

いけないことだとわかっていても、やめられない

基調には暗い気持ちがある

見た目には穏やか。充実した日々を送っているように見せているが、じつは空虚感に蝕《むしば》まれている

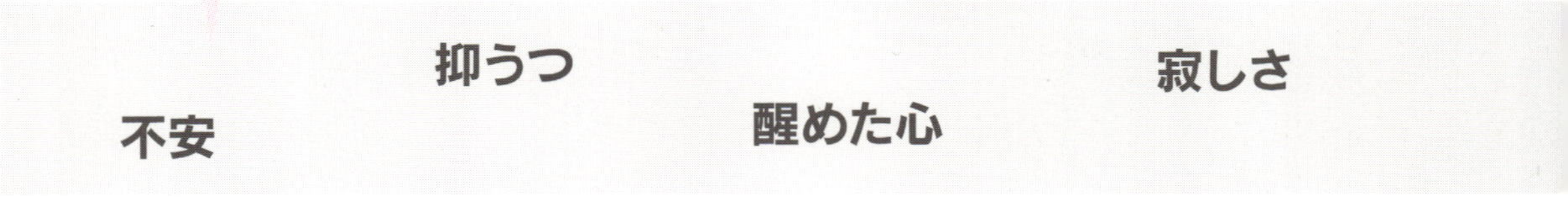
抑うつ
寂しさ
不安
醒めた心

空しさのほうを強く感じる

怒りや衝動性を克服しなくてはならないという意志をもつ人たちがいます。こうした気持ちをなんとか抑えこもうとし、甘えも表に出しません。そのぶん、虚無感が強く自覚されてくるのです。

自分では繊細なタイプだと思っています。常に自分を見つめ、心の動きに敏感なのです。

人でなく物や行為に依存していく

虚無感をかかえたまま生きていくのはつらいこと。薬物やアルコールの力をかりれば、一時的にでも気分が高揚し、不安がなくなります。それがくり返され、手放せなくなると、依存症となります。

薬物は自己破壊の道具です。そうした道具が手のうちにあるという、ある種の万能感を得た気持ちになることも否めません。

生きていてもしかたがない

虚無感や孤独感、寂しさは、根が深く、人や物では容易に埋まりません。自己否定感や絶望感から、衝動的に自傷行為や自殺を図ることが多いのです。

自殺と自傷

自傷行為をするときは、死を考えてというよりも、もっと衝動的です。ただ、自傷行為と自殺企図、自己破壊行為は区別しにくいものです。自傷行為をする人は、そうでない人より自殺率は高くなります。

自殺企図

死ぬことを考えている。前以て準備したり、見つけられないように実行したり、助けられないような確実に死ねる方法を選ぶ

自傷行為

自分の体を傷つけるが、積極的な死への意図はない。判断したり抑制したりといった理性的な思考を経ないまま、衝動的におこなう。リストカット、壁に頭を打ち付けるなど。リストカットは手首に限らず、腕や足も

自己破壊行為

薬物やアルコール乱用。性的逸脱、過食など。本人は自分を傷つけようと思ってしているのではないが、間接的に自分を傷つける行為。一時の高揚感を得るなど衝動的に始めることが多いが、くり返して依存症になりやすい

救急搬送者

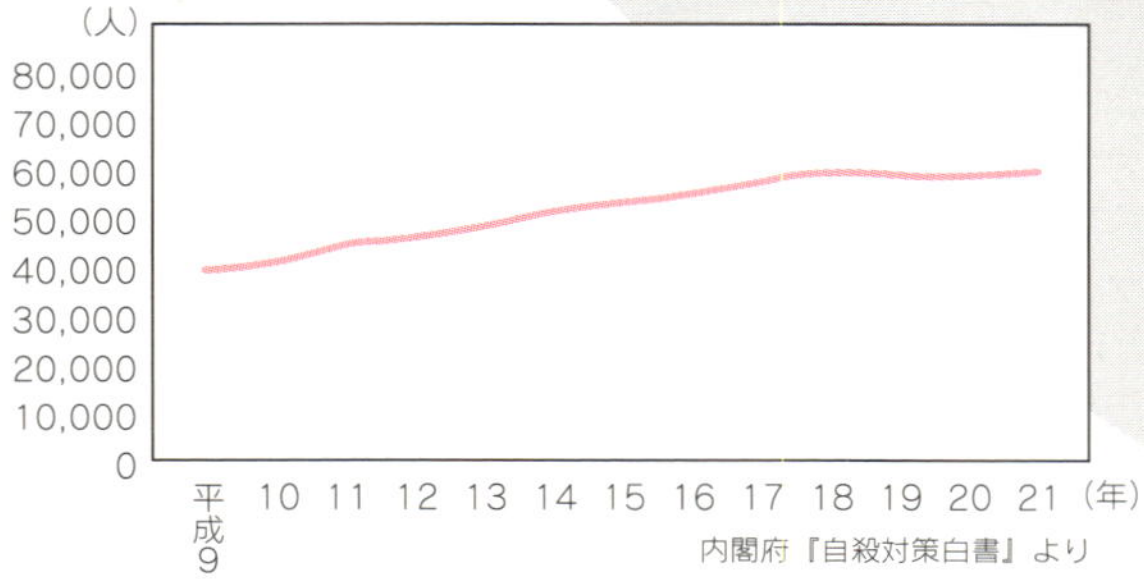

内閣府『自殺対策白書』より

自傷行為で救急搬送された人数は、年々増加している。平成17年以降は自傷行為によって年間5万人以上が搬送されている

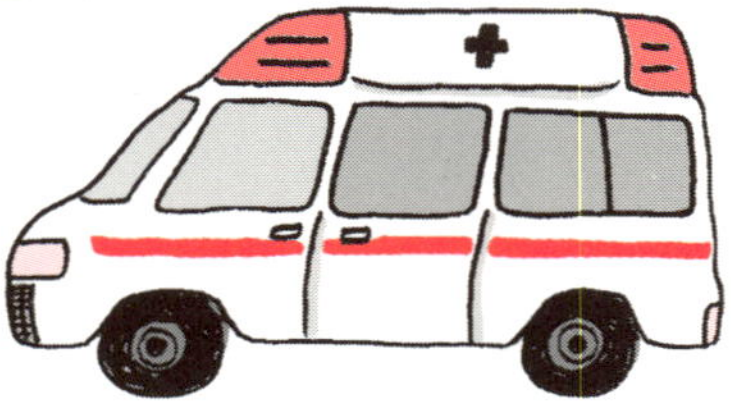

救急搬送されたことが、受診のきっかけになったという人が多い

死に至ることもある

リストカットで血管まで深く切ったり、薬の服薬量が多すぎたり。衝動的な自傷行為が致命傷になることもまれではありません。境界性パーソナリティ障害だと診断された人のうち、5～10%は自殺に至るという報告があります。

死にたくなる気持ち

なぜ自殺や自傷行為を起こすのか、本人にも明確ではありません。ひと言では言えないほどの、さまざまな思いです。

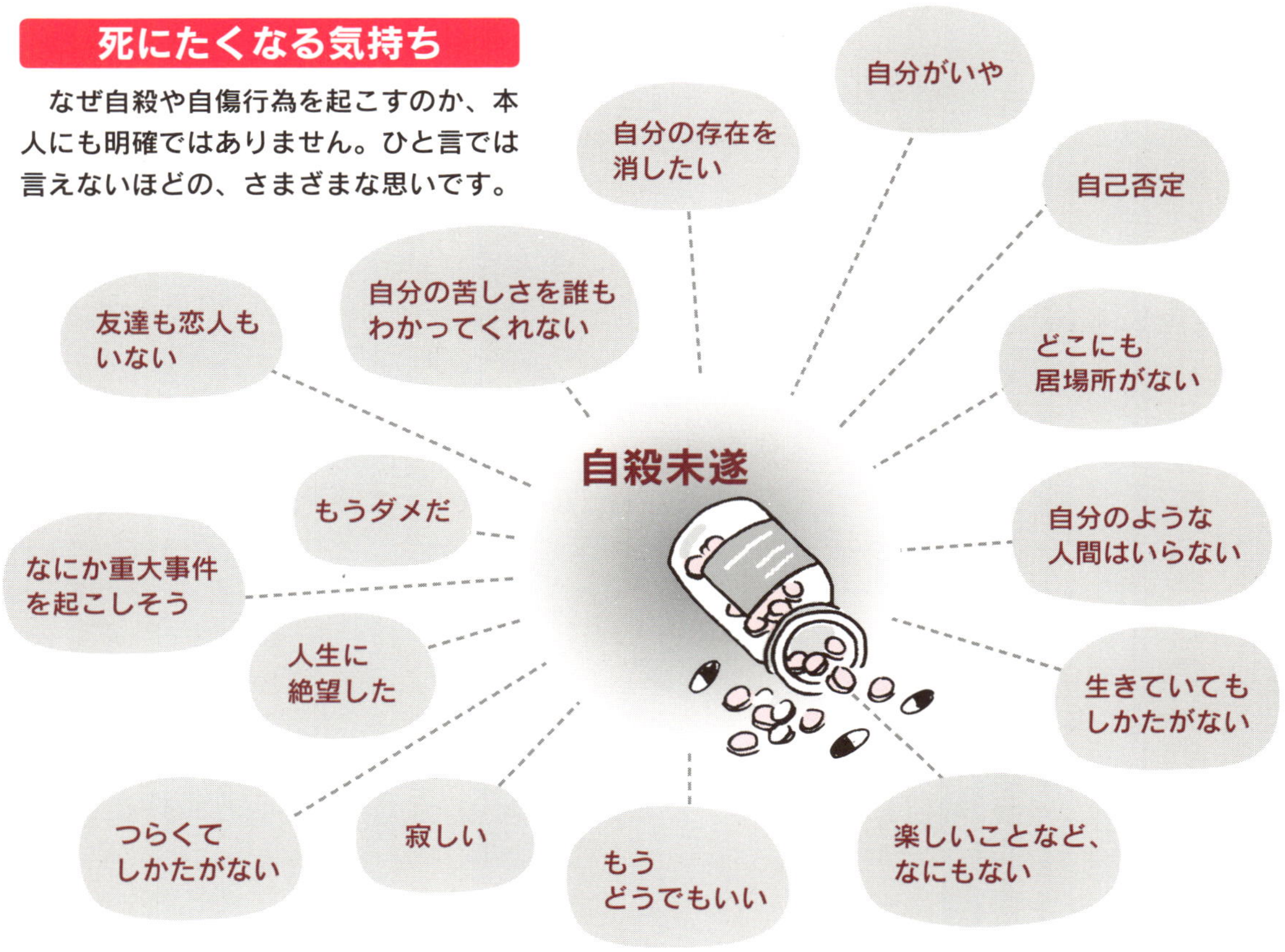
自殺未遂
自分がいや
自分の存在を消したい
自己否定
自分の苦しさを誰もわかってくれない
友達も恋人もいない
どこにも居場所がない
もうダメだ
自分のような人間はいらない
なにか重大事件を起こしそう
人生に絶望した
生きていてもしかたがない
つらくてしかたがない
寂しい
もうどうでもいい
楽しいことなど、なにもない

本当に死にたくなることも

毎日が苦しく、うまく生きられないけれど、この先もずっとその状態が続いていくと思います。

リストカットや大量服薬などは衝動的に起こすことが多いのですが、深い絶望感から死のうと思い詰めることもあります。自分を不要の人間だと思うのは、自尊心の低さもかかわっています。

本人の体験談

みんなが私から離れていく

ずっと友達がいませんでした。高校になってメールアドレスを教えてくれた人も、ほかの人にもアドレスを教えていたのです。私は許せなくて「メールは私とだけの約束でしょ」と送ったら、そんな約束はしていないって。ショックで学校に行けなくなり、手首を切りました。

ときどき記憶がなくなっている

覚えていないのに手首に傷がある。誰かを怒って非難していたらしい。その事実があとから発覚して、自分でも驚きます。一時的に記憶がなくなっているのです。

記憶がない

衝動的にしたことを覚えていないことがあります。あとで指摘されて、したことの重大さにおののきますが、事実を認めざるをえません。

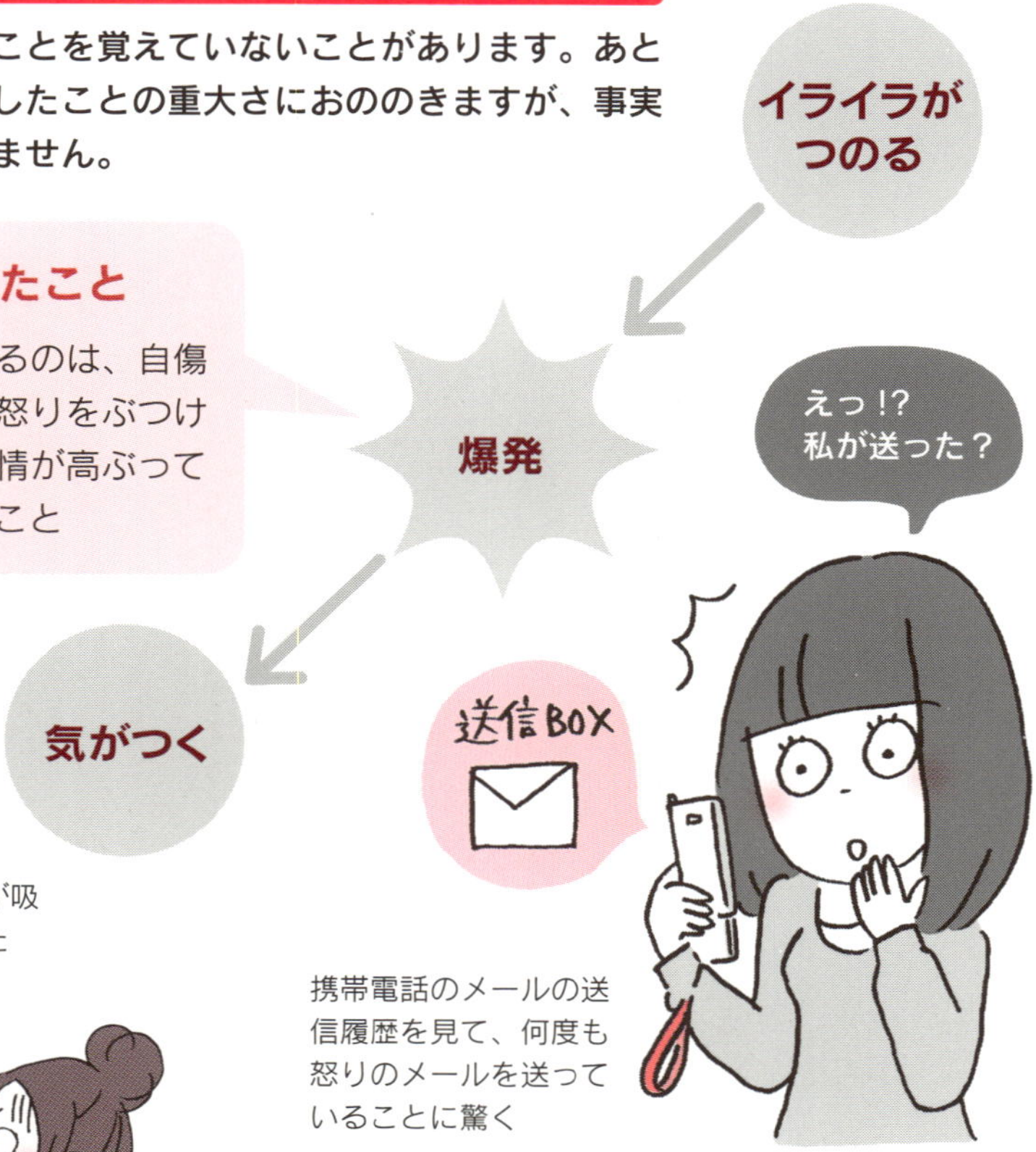

衝動的にしたこと

記憶がなくなるのは、自傷行為や誰かに怒りをぶつけるような、感情が高ぶって衝動的にしたこと

記憶がなくなるのは一過性。現実が戻ってくる

携帯電話のメールの送信履歴を見て、何度も怒りのメールを送っていることに驚く

本当の自分の生命が吸い取られたと思った

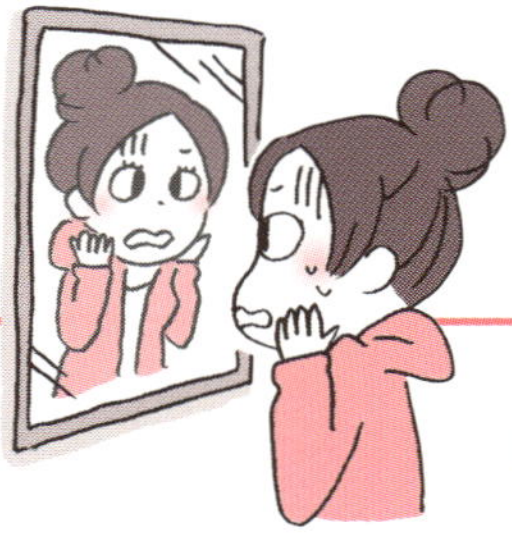

「解離《かいり》」に似ている「鏡像現象」

鏡に映った自分に生命が吸い取られ、本当の自分はすでに死んでいるのではないかと感じた例があります。現実感がなくなった訴えのようですが、この体験には別の意味があります。

ともすれば死に傾きがちな、荒廃していた心が吸い取られ、その体験を語ることで、本来の本人の生命がよみがえったと解釈できるのです。いわば心の大掃除です。

ただ、この体験を語ったとき、同時に自分や親を客観視できるようにもなっていました。実際、これ以降、彼女は回復への途を歩きはじめたのです。

自分が自分でないように感じる

自傷行為をしたり、誰かに怒りをぶつけたりしても、その記憶がまったくないことがあります。親や相手から指摘されたり、傷跡を見て事実に驚きます。

完全に記憶がとんでいなくても、もうろうとした状態になり、目の前の状況を現実だと感じられないことも。魂が抜け出て自分を遠くから見ているような気持ちになることもあります。

気持ちが不安定になり、衝動行為が頻発し、生活じたいが混乱していると、こうした解離症状を起こすことがあるのです。

現実感がない

今起こっていることが現実とは思えなかったり、自分が外から自分を見ているような感じがしたりします。薬物乱用による影響や、自分がわからないという同一性の障害とも違います。

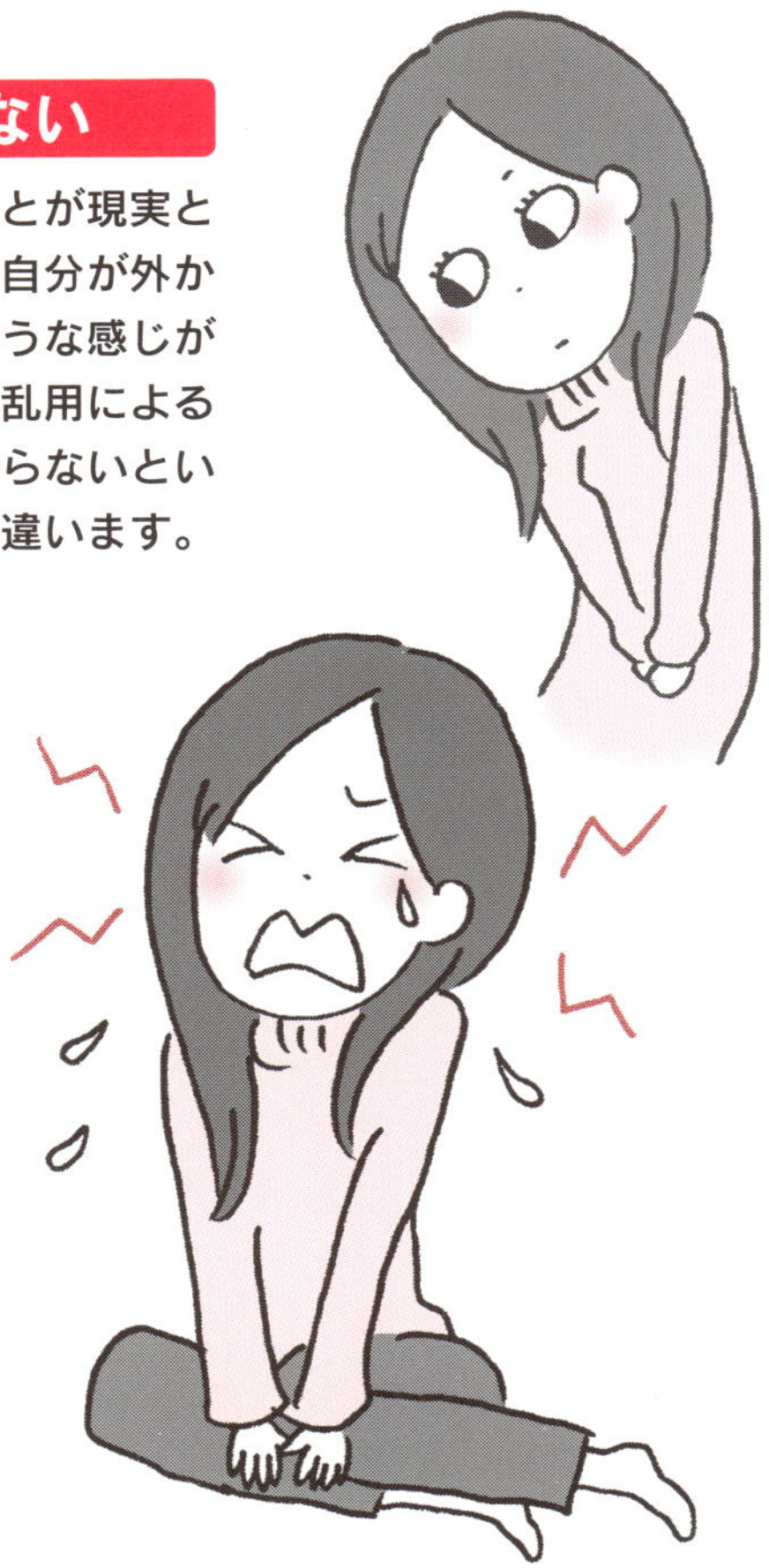

泣きわめいている自分を本当の自分が外から見ているように感じる

「解離」という心の状態

苦しみやストレスが過大なとき、心を守るために、現実から自分の心を切り離します。現実認識、感覚が遠くにいったようになり、これを「解離」と言います。日常生活に支障が出るほどになると解離性障害となります。以下のタイプがあります。

解離性健忘：本人にとって重要なできごとなのに、ストレスや心の傷にかかわる過去の一部を忘れてしまう。物忘れや認知症とは違い、健忘したこと以外の記憶は正常に保たれている。

解離性遁走《とんそう》：大きいストレスから逃れるために、突然失踪《しっそう》するが、本人はきっかけも失踪したことも覚えていない。

解離性同一性障害：時と場所によって、別の人格が現れ、交互に入れ替わるが、覚えていない。多重人格とも言う。

離人症性障害：現実感がなくなり、自分が心や体から遊離して傍観者のように感じる。

発症の背景にあるもの

発症しやすい二つの時期

なぜ境界性パーソナリティ障害になるのかは、むずかしい問題です。これまでは、幼児期の母子関係が注目されてきました。しかし、最近は少々違う様相を呈しています。

発症の背景にあるものとして、学校や交友関係での個人的な傷つき――いじめや性的外傷の体験が見過ごせません。一方、社会環境の変化から、自我が形成される思春期は遅くなっています。

未熟な自我のまま進学・就職し、異性問題や仕事上の問題が出てきたとき、過去のトラウマが前面に現れ、混乱してしまうのです。恋愛と仕事という、二つの大きな転機を乗り越えられないのです。

思春期のずれ

アイデンティティの未熟

従来、アイデンティティは思春期に形成されるとされていたが、現代は思春期そのものがずれて、なかなか自我が形成されない。

要因として、子どもが少なくおとなが管理するなかで育つ、仲間集団の経験がない（P54参照）など、社会的経験が足りないことが大きい。精神的に充分に成長しきらないうちに社会に出ることになる。未熟な自我では、なにか困難があったとき、ひとりで乗り越えられず、誰かに依存したがる。

現代では、アイデンティティが確立されるのは25～35歳になっていると考えられる。その反面、体の発育は早く、第二次性徴は10～13歳。体はおとなでも心は子どもという、アンバランスな時期が長い。

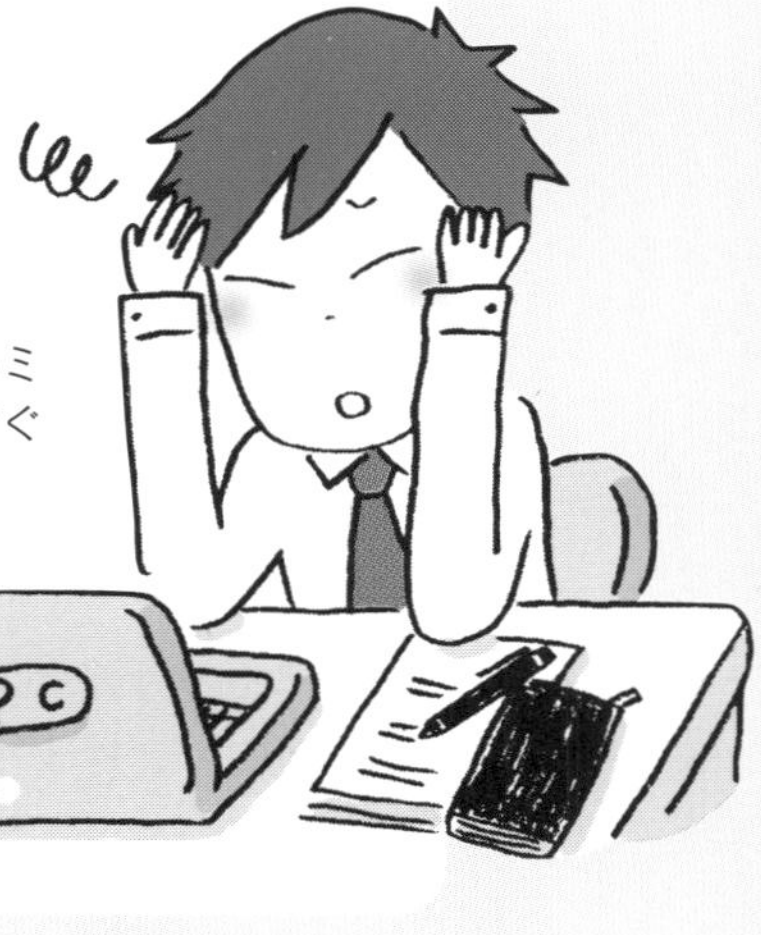

仕事が自分に合わないミスマッチの問題で、すぐに辞める若者も多い

親、家庭

母親が責められてきた

見捨てられ不安の対象は母親であることが多い。幼いとき寂しい思いをさせた、こんなふうに育てた、などと本人は訴える。専門家は母子の「愛着」が充分に育まれていないと子どもに情緒的なトラブルが起こりやすくなると指摘する。

子どもに見捨てられたと感じさせる母親は２つのタイプだという説がある。無関心タイプと過干渉タイプ。無関心タイプは、仕事や病気、夫婦の不仲など母親に事情があってやむをえず子どもへの関心が薄くなっている場合もある。過干渉タイプの母親は、育児に熱心、良心的でまじめ、母親は見捨てたとは思ってもいない。だが、見ているのは理想の子どもであって、目の前の現実のわが子ではないとも言える。どちらも、子どもは、充分な愛情と保護を母親から受け取っていないと感じる。

父親に見捨てられたと思っている若い女性の場合、代わりに年上の男性にひかれたり、援助交際に抵抗がなくなるケースも多い。

だが、幼児期の育て方の問題だけで境界性パーソナリティ障害が起こってくるとは言えない。さまざまな観点から検証する必要があるだろう。

遺伝

やはり親のせい？

双子の発症率から遺伝性を考察するが、遺伝の影響が大きいという報告は少ない。現在では、遺伝より環境のほうが重要だと考えられている。ただ、感情の不安定さや衝動性のような、気質が親子で似ていることはある。

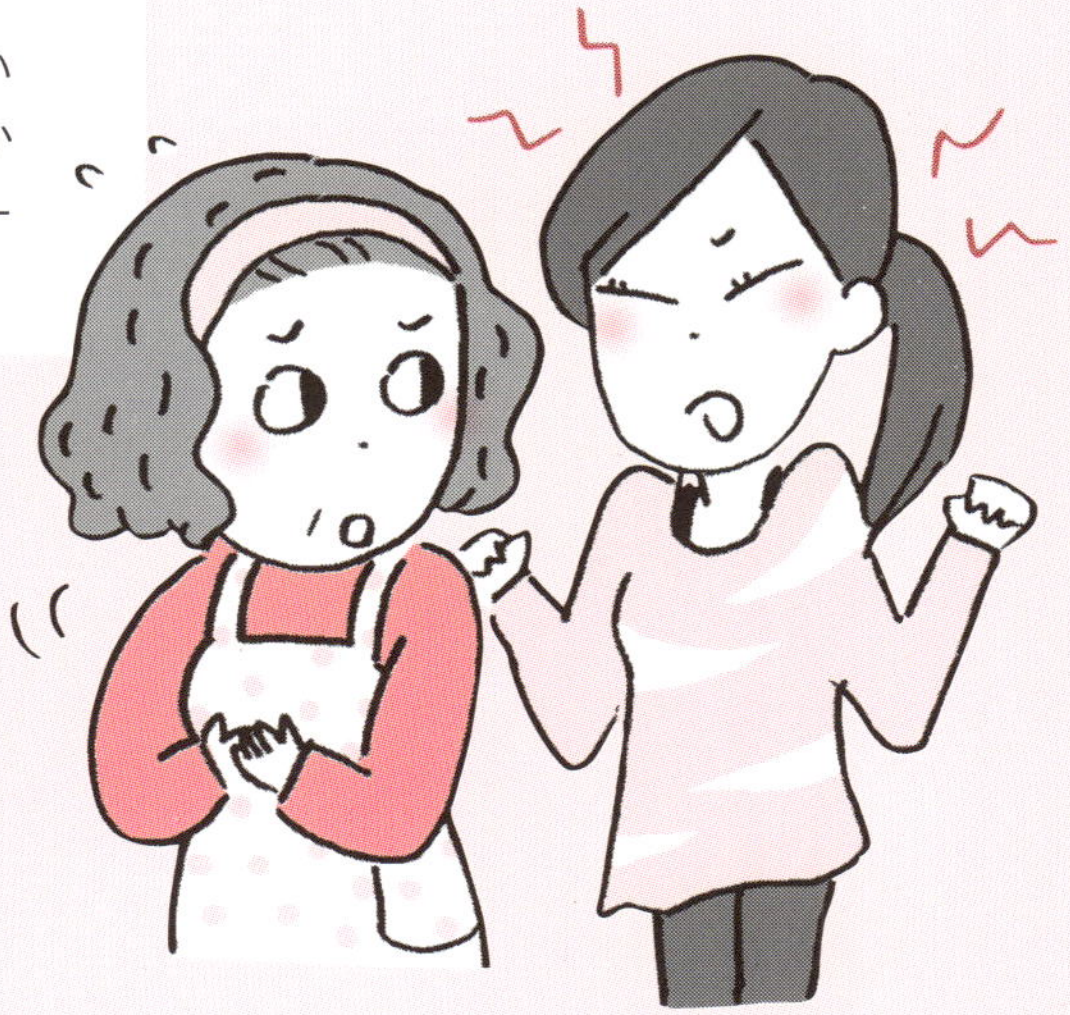

母親と子どもが顔をつき合わせ、視野に他の人がいないという、核家族化の問題もある

いじめ

一生、心の傷になる

いじめられる側には、誰も味方がつかないこと、誰がいついじめ側になるかわからないということが、最近のいじめの特徴。クラスじゅうから無視されるようないじめが、見捨てられ不安につながったり、人間不信になったりすることは容易に想像できる。いじめの体験は心の奥底にもぐりこみ、一生、大きなトラウマとなる。

いじめじたいが心の傷になるだけでなく、ほかの要因にもからんでいる。たとえば、いじめられて帰宅したのに、親にあたたかく迎えられなかったという例。親はいじめのことを知らないだけなのに、自分を見捨てたということになる。同性間で仲間外れにされた女子中学生が年上の男性に接近してレイプされ、発症するといった例もある。

ただ、いじめの解決は困難。いじめ側の首謀者が親から虐待されていたなど、一筋縄ではいかない問題も孕《はら》んでいる。

仲間体験のなさ

同性同年輩の危うさ

小学校高学年のころには仲間集団ができ、切《せつ》磋《さ》琢《たく》磨《ま》が自我の形成に重要な役割をもっている。いわゆる「ギャング集団」が、おとなの社会を知るための出発点となっていた。

ところが現代は、学級さえ形成されないほど、健康的な仲間関係が発展しない。同性同年輩の集団は、心の発達促進的なものではなく、トラウマの温床と化している。へたにつきあうと、互いに傷つけあうことになりかねない。

近年は思春期の遅れにともない、社会に出るころになって、仲間をほしがる傾向がある。25 歳以上でないと、自分たちだけの世界をつくるのは危険でさえある。

いついじめられ側、負け組側になるかわからない危うさから、つきあいも表面的。互いの持ち物をほめるなど、無難が第一

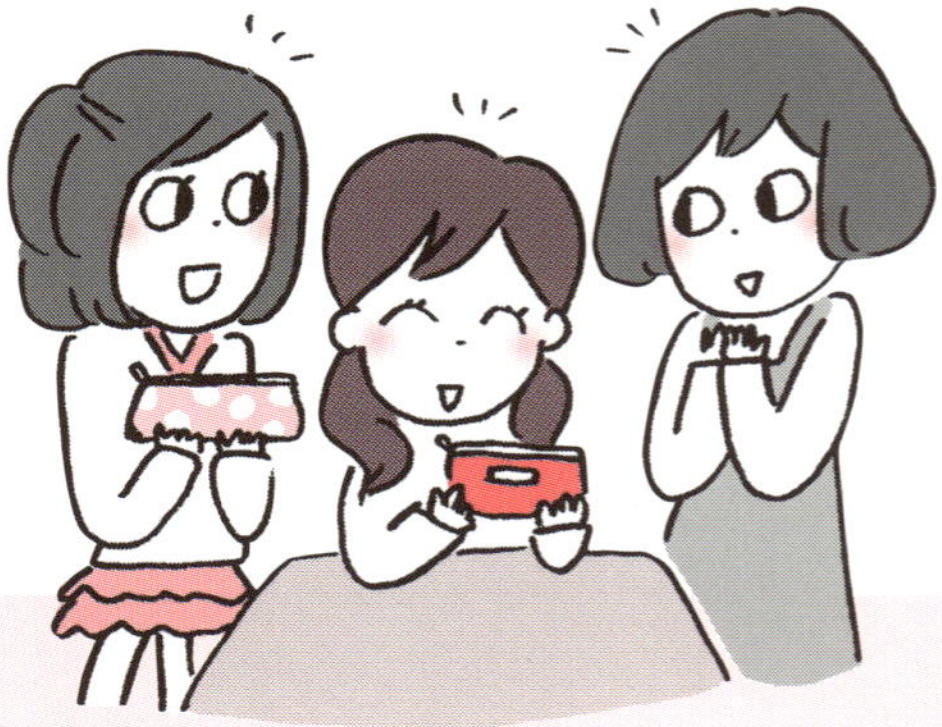

社会環境

ひとり遊びで育つ

　境界性パーソナリティ障害の人は、常に1対1の人間関係を見ている。友達が少なく、親友だと思っていたのに、自分の思いどおりに動いてくれないと、裏切られたと感じやすい。仲間経験がないので、複数の関係がとらえられず、全体を見ることができなくなっている。

　これは同性同年輩で遊ぶことがなくなったことが大きい。家にこもり、ひとりでも遊べるようになったからだ。しかも、その遊びは、おとなのつくったシステムで、おとなの管理下でのこと。徒党を組み、試行錯誤しながら自発的、積極的に遊ぶことを体で覚えていない。世界が狭く、社会的な経験が圧倒的に足りないのだ。

ゲームやビデオ、ネットは、ひとりで、いつでも楽しめるが、バーチャルな世界。現実にはなにも体験していない

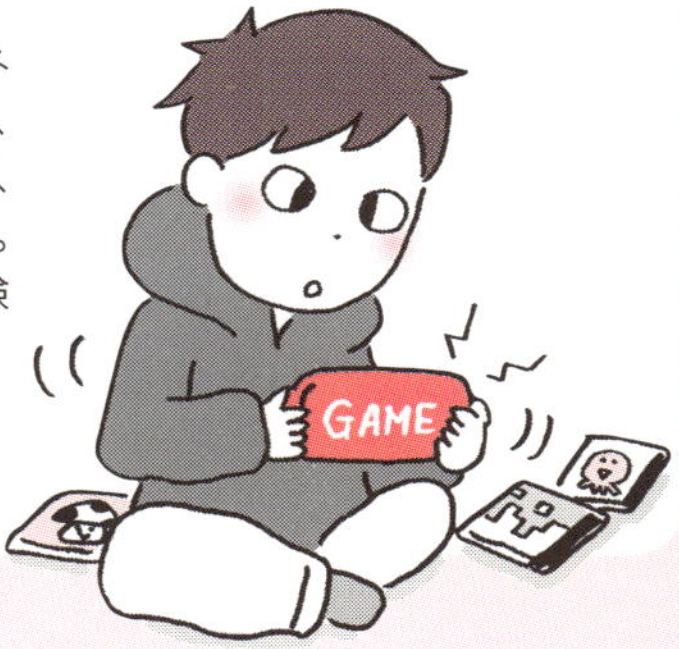

女性であること

3つの自分を統合できない

　男女それぞれの家庭での役割が変化してきているとはいえ、まだまだ女性には、主婦、母親、妻として期待される姿があることは否めない。その期待は、子どものころから家庭のなかで培われた「慎ましやかな女性像」――働きものの主婦、穏やかで母性愛あふれる母親、夫をたてる妻である。

　ところが社会理念としては「男女平等」が謳われ、学校では男女同じように教育を受けてきた。一方、社会での現実は、その理念に追いつかず、ときにはセクハラまがいの言動に耐える「みじめな自分」を受け入れなければならない。

　これらの3つがひとりの自分として統合できず、葛藤する。

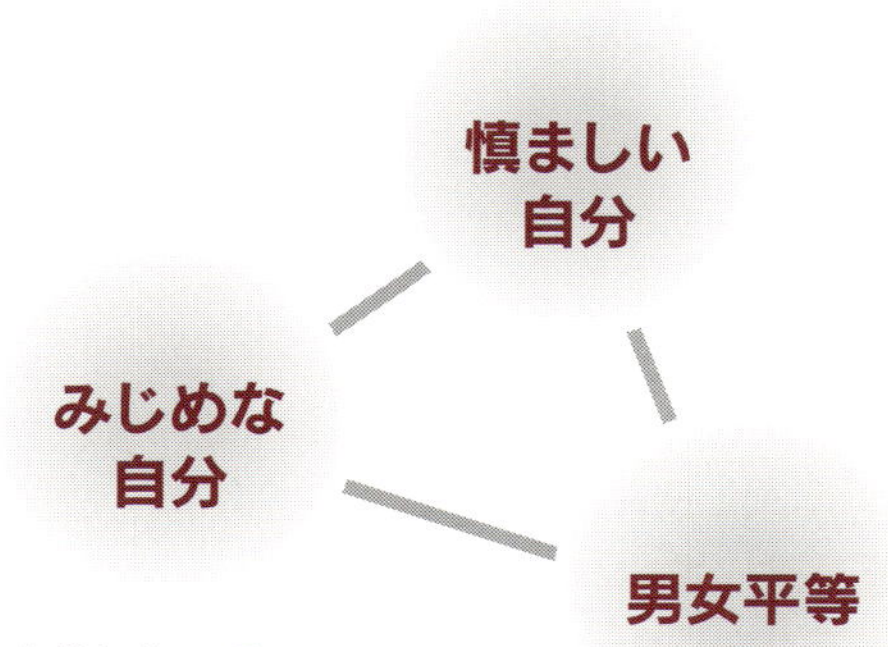

女性にとって
難しい時代

虐待

とくに深刻な性的虐待

境界性パーソナリティ障害の人の多くに、虐待を受けた体験がある。とくに重症なケースに、性的虐待が認められる。

児童虐待は「身体的虐待」「精神的虐待」「ネグレクト（育児放棄）」「性的虐待」のいずれでも、子どもの心を破壊する。愛され保護されるべき親から受けた虐待経験は、強烈な見捨てられ経験と言えるだろう。

乳幼児期から自己の存在を否定され続け、悲しいことにそれが当たり前の生活になってしまっていれば、健全な自己像が形成されるはずはない。おとなになる段階、あるいは自分に子どもができてから、精神のバランスを失い、さまざまな影響が現れてくる。

性的虐待は、子どもに身近なおとなから強要され、くり返される性関係。女児が被害者になりやすく、内縁の夫、おじなど加害者は実父以外の男性のほうが多い。近年、再婚や内縁関係が増えていることも影響している。

性的虐待を受けた子どもは、そのことじたいへの陰性感情だけでなく、母親から疎《うと》んじられ、子どもとしての世界を奪われ、同世代の友達も失う。子どもとしての自分を失ってしまい、パーソナリティの形成に重大な支障をきたす。

ただし、虐待は自我形成に大きな影を落としているとはいえ、境界性パーソナリティ障害の発症とは「直接的な」因果関係はないというのが、最近の考え方である。

児童虐待の相談件数

虐待への社会の関心が高まり、通報件数が増えたこともあるが、統計をとりはじめた平成２年度（1101件）以来、毎年増加している。令和２（2020）年度には20万5029件にもなってしまった

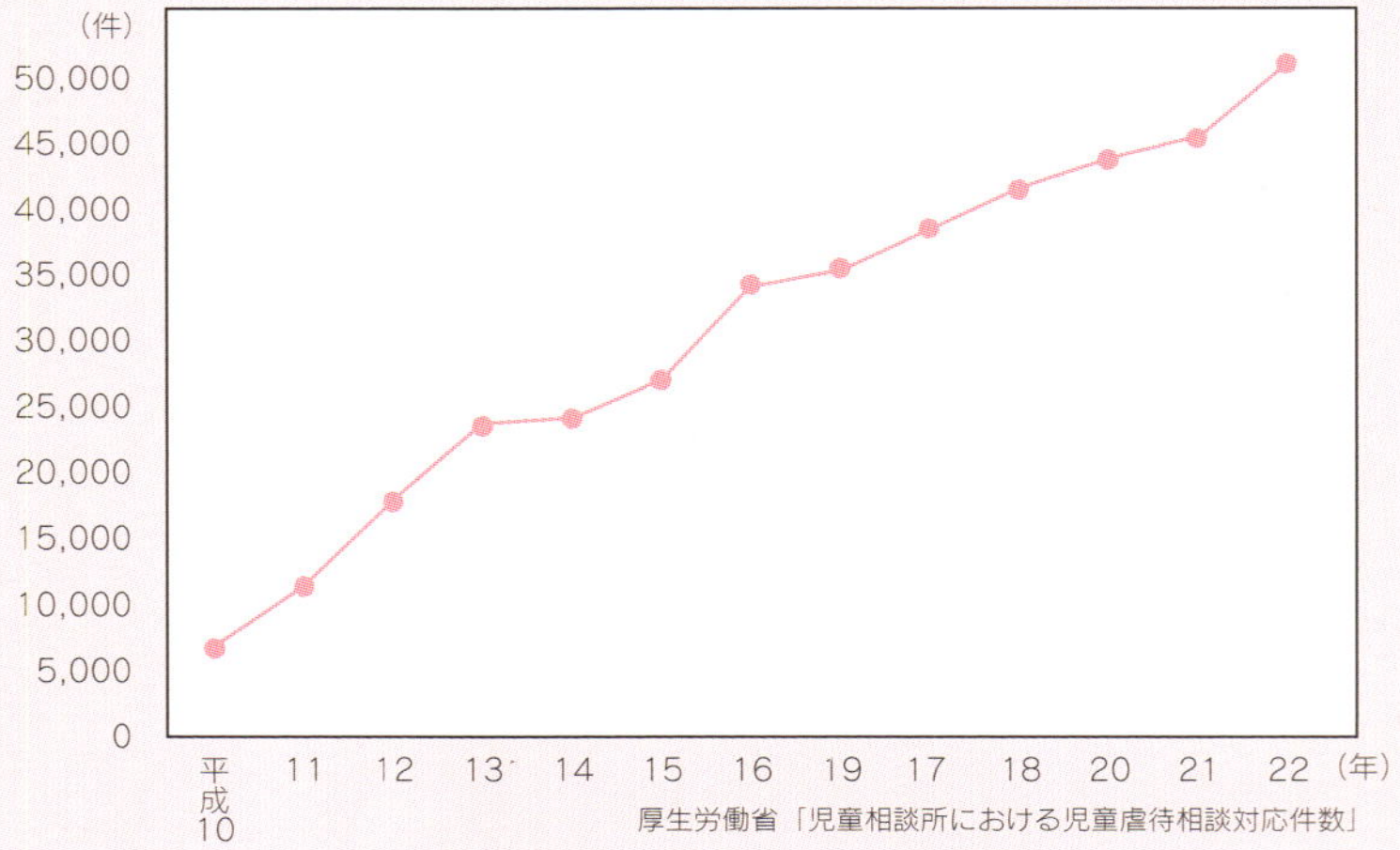

厚生労働省「児童相談所における児童虐待相談対応件数」

3

職場、友人、家族は大混乱――周囲の人の気持ち

悩み苦しむ姿に、なんとか助けてあげたいと思います。
けれど、よかれと思ってしたことが
怒りのスイッチを入れ、激しく罵倒されたり、
衝動的な行為につながったりすることが
けっして少なくないのです。
職場の上司、同僚、友人や家族も、
最初はもちあげられたかと思うと、次には
あっと言う間に奈落の底につきおとされます。
心配や同情の気持ちの隅に小さく混じった
「辟易《へきえき》」が、やがて大きく膨らんでしまうと
いうのが、本音です。

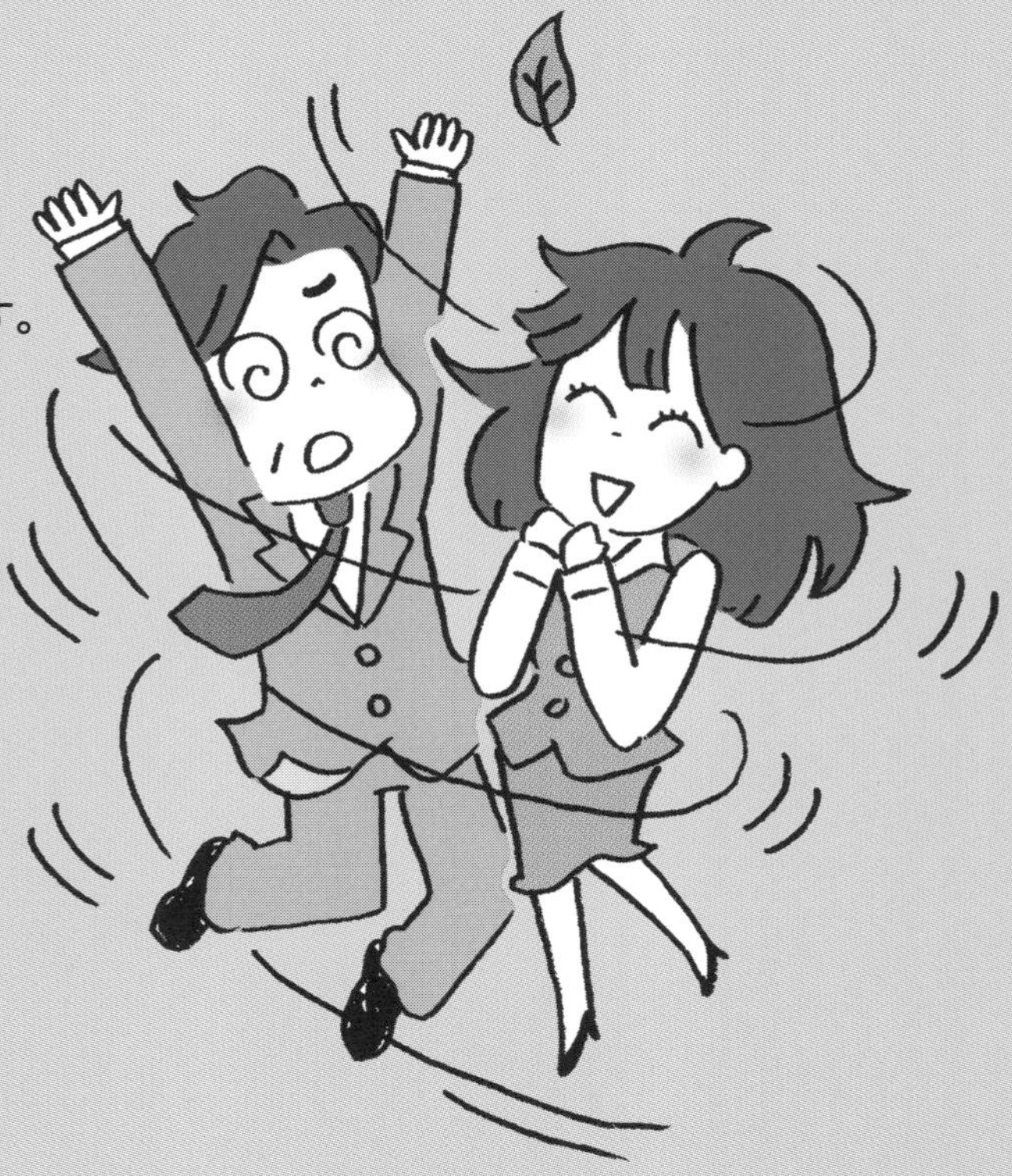

ケース3

上司を日々ふりまわすCさん

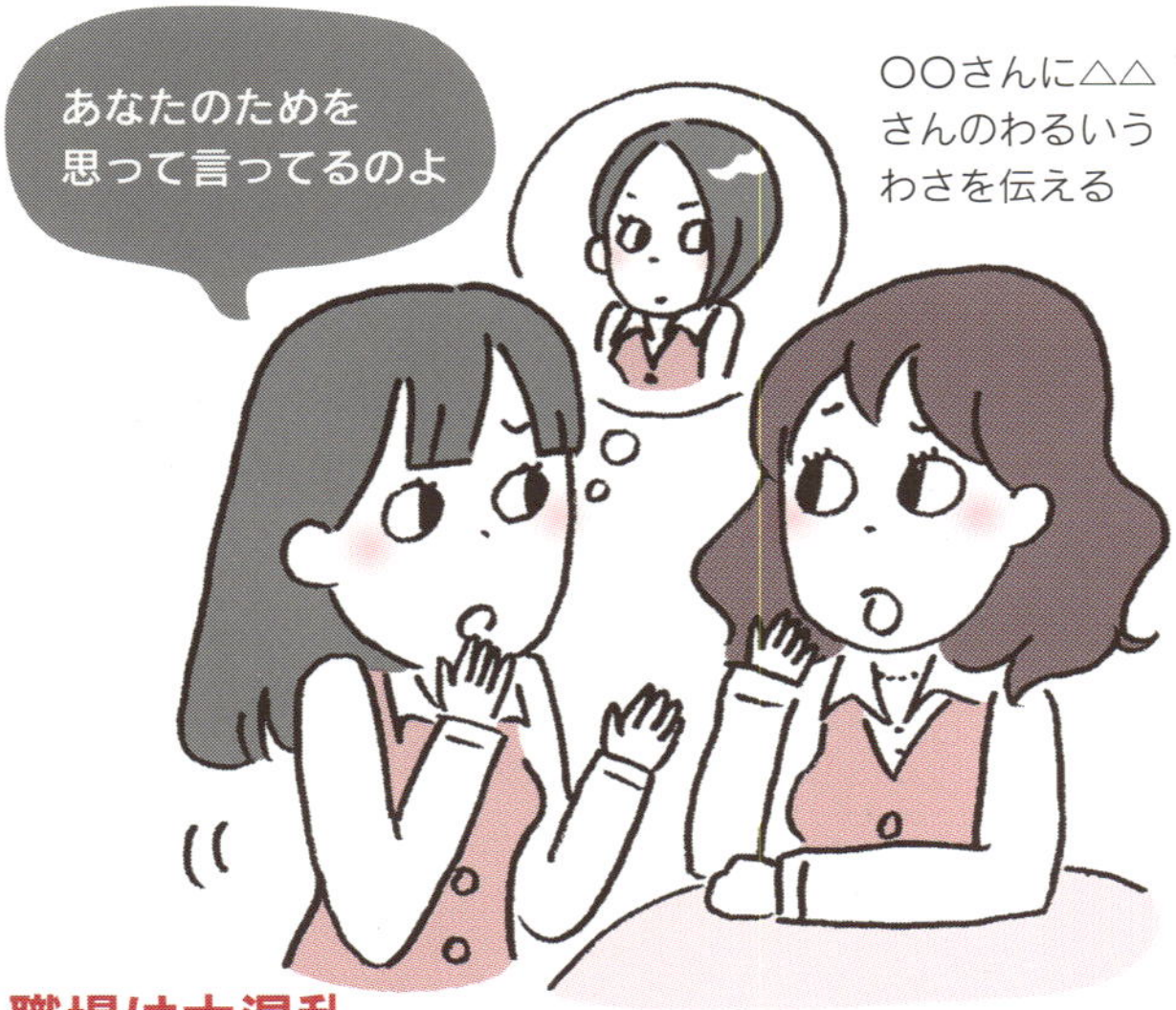
あなたのためを
思って言ってるのよ
〇〇さんに△△
さんのわるいう
わさを伝える

Cさんのプロフィール

31歳。社内異動してきました。本人いわく、うつ病で通院していたけれど、今はよくなっているとのこと。ただ、しょっちゅう休むし、リストカットをして大騒ぎになったこともあるらしいです。社内には仲のいい人もいないようです。

職場は大混乱

異動してきたCさんは、職場をかきまわしはじめました。〇〇さんに「△△さんは、じつはあなたが嫌いだと言ってたわよ」と、うわさ話。〇〇さんは驚き、△△さんに疑心暗鬼になってしまいました。

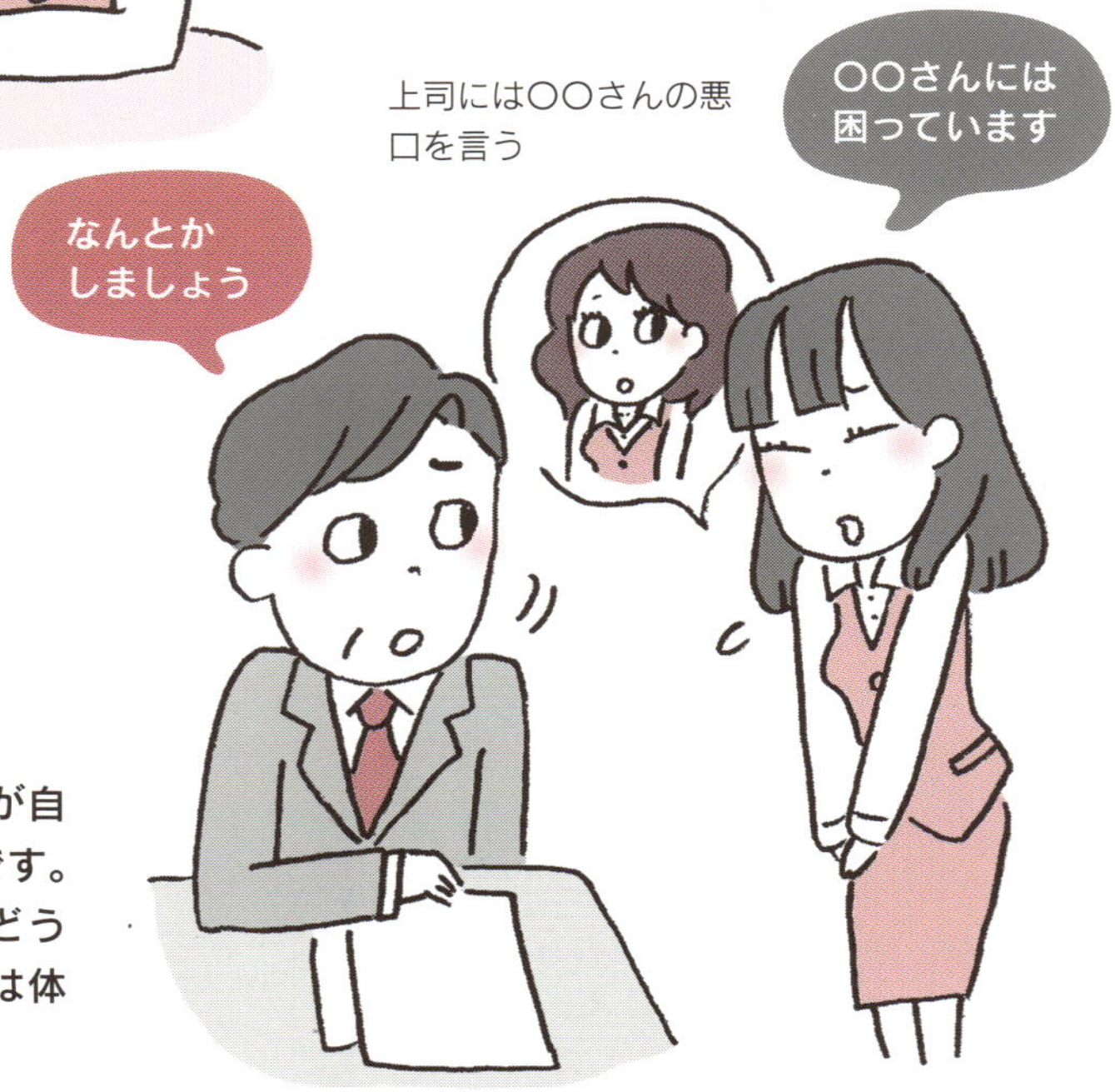
上司には〇〇さんの悪
口を言う
〇〇さんには
困っています
なんとか
しましょう

上司に訴えた内容は

ところが、Cさんは、上司に〇〇さんが自分に仕事をおしつけていると訴えたのです。〇〇さんは、外面はいいけれど、めんどうな仕事は全部自分にやらせる。これでは体がもたないと言うのです。

仕事中もかまわず

上司はその言葉を信用し、体調がわるいというCさんをかばいます。Cさんはすっかり上司を頼り、仕事中でもかまわずに個人的なメールをバンバン送ります。

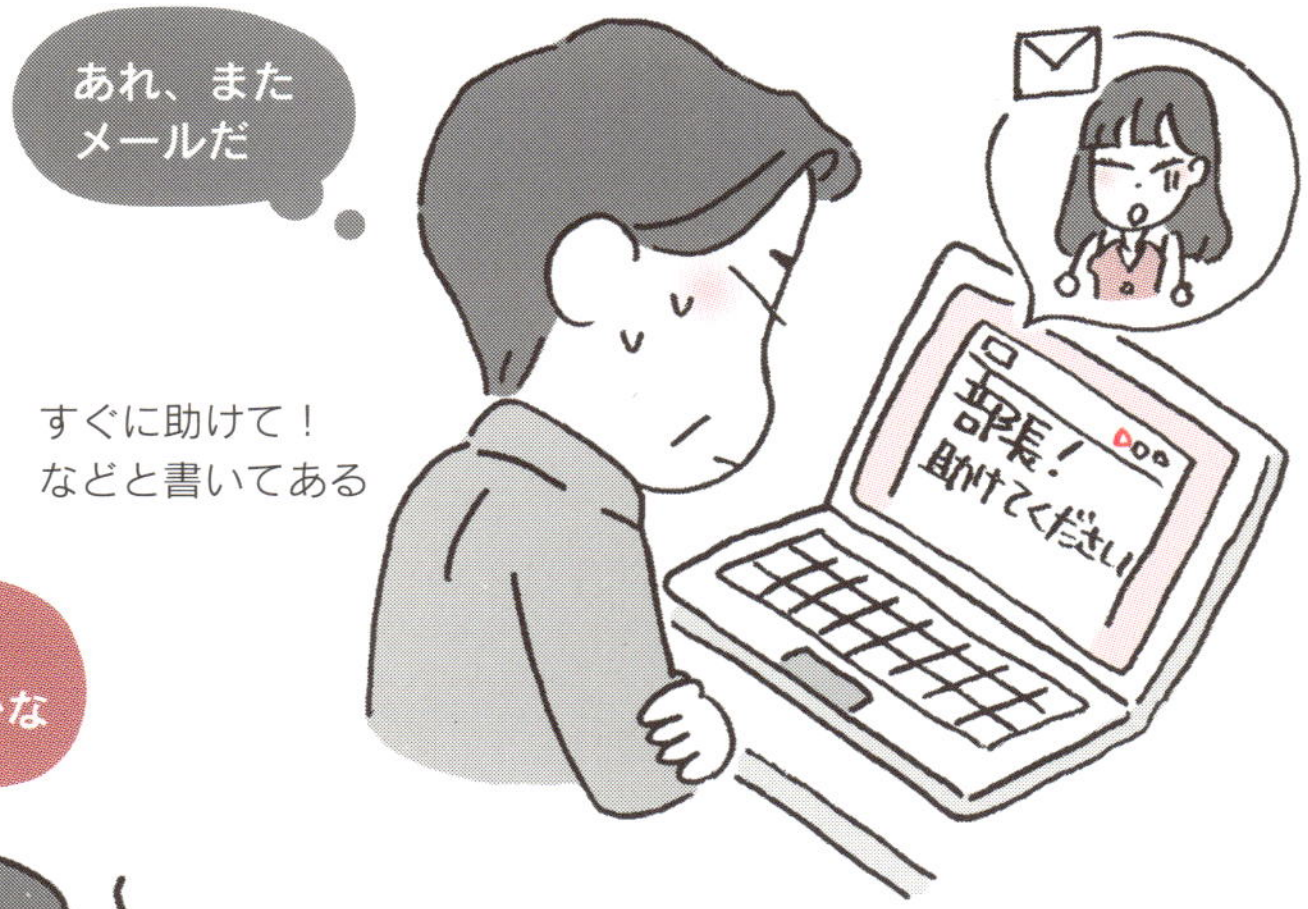
あれ、また
メールだ
部長！
助けてください

すぐに助けて！
などと書いてある

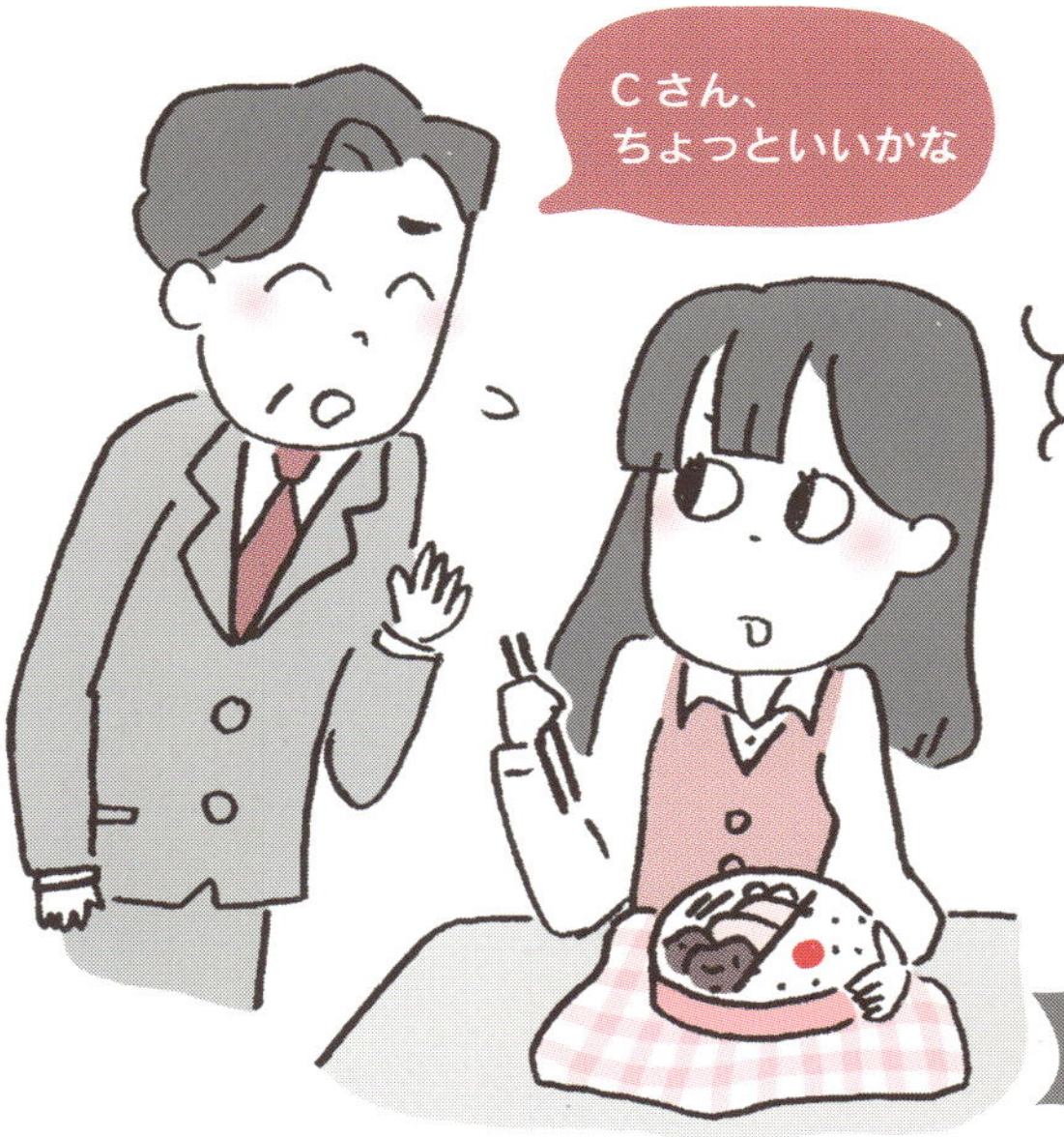
Cさん、
ちょっといいかな

上司は誠意をもって
説得したつもりだが

対応しきれない

できるかぎりCさんを手助けしようとしていた上司ですが、業務に支障が出てきました。そこで、休憩時間にCさんをよび、「仕事中、個人的なことは頼まれてもできません」と言ったら……。

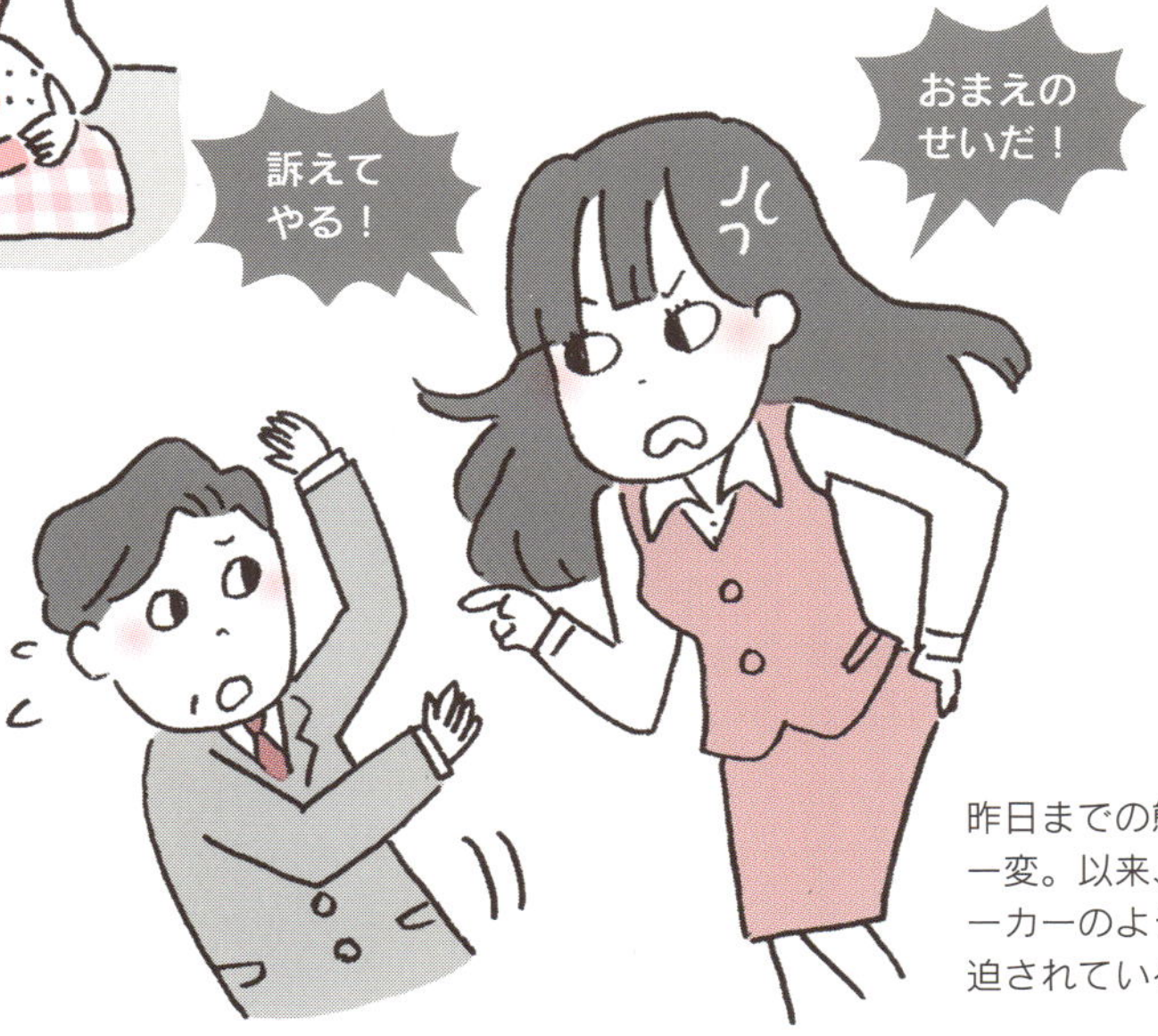
訴えて
やる！
おまえの
せいだ！

昨日までの態度が
一変。以来、スト
ーカーのように脅
迫されている

「訴えてやる!!」

Cさんは激怒。それでも上司か、人間のくずだと言い、訴えてやると大騒ぎ。脅迫めいたメールを大量に送ったり、いやがらせの電話を自宅にまでかけたりして、上司に罵《ば》詈《り》雑言《ぞうごん》をあびせています。

同情

なんとか助けてあげたいが

助けてほしいとすがりつかれれば、できるかぎりのことをしてあげたいと思うのが人情です。しかし、境界性パーソナリティ障害の場合、援助してもしなくても、混乱するという結果は同じです。

「見捨てないで」の言葉が心にひびく

誰でも、困っている人がいたら、助けたくなるでしょう。まして、知り合いや職場の部下だったりしたら、ほうっておけません。本人から「助けて」サインが発せられ、「見捨てないで」と言われたら、心にひびくのがふつうです。

ところが境界性パーソナリティ障害の人へ手をさしのべるのは、混乱にとびこむことを意味します。

心から同情し、できるかぎり援助するのですが、要求はエスカレートし、ふりまわされるだけ。結果として、かかわる人全員に迷惑がかかることになるのです。

つい助けたくなるのは

ほうっておけない気持ちにさせるのは、すがりついてくる人に、つい同情させるような要素があることも確かでしょう。

- 若い女性に頼られれば、男性はほうっておけない
- 本人はふだんは穏やかなので、本当に困っているように見える
- 仕事上では有能な人が多い
- 本人は気配りができ、心が優しい人だから、困っているのだろうと思う
- 部下、友人など、自分とかかわりのある人だから

＋ しかも……

- 境界性パーソナリティ障害について、よく知らない

周囲の人の体験談　いきなり親友と言われて

大学のピアノサークルに入ったのですが、初日の集まりで隣に座った人が、すごく親しげに接してきたので驚きました。

顔見知り程度なのに肩を抱かれて「私の大親友」などと言うのです。冗談を言っているふうでもなく「頼りにしてる」「大好き」などと抱きついてくるのです。

メールアドレスを教えたら、ひっきりなしにメールがきます。内容も女どうしなのに「私のことをどう思っているの」と、つっこんだ質問で、どうにも答えにくい。ちょっとでも返信しないと「どうして」「どうして」と矢の催促。つきあうのが大変すぎて、もう離れたいです。

結果は同じになりかねない

なんとか助けてあげたいと思い、手をさしのべても、愛情飢餓は底無しで、要求されつづける一方です。もし援助しなくても、要求されつづけるでしょう。どちらにしても結果は同じ。要求がエスカレートし、対応しきれずに大混乱に陥ります。

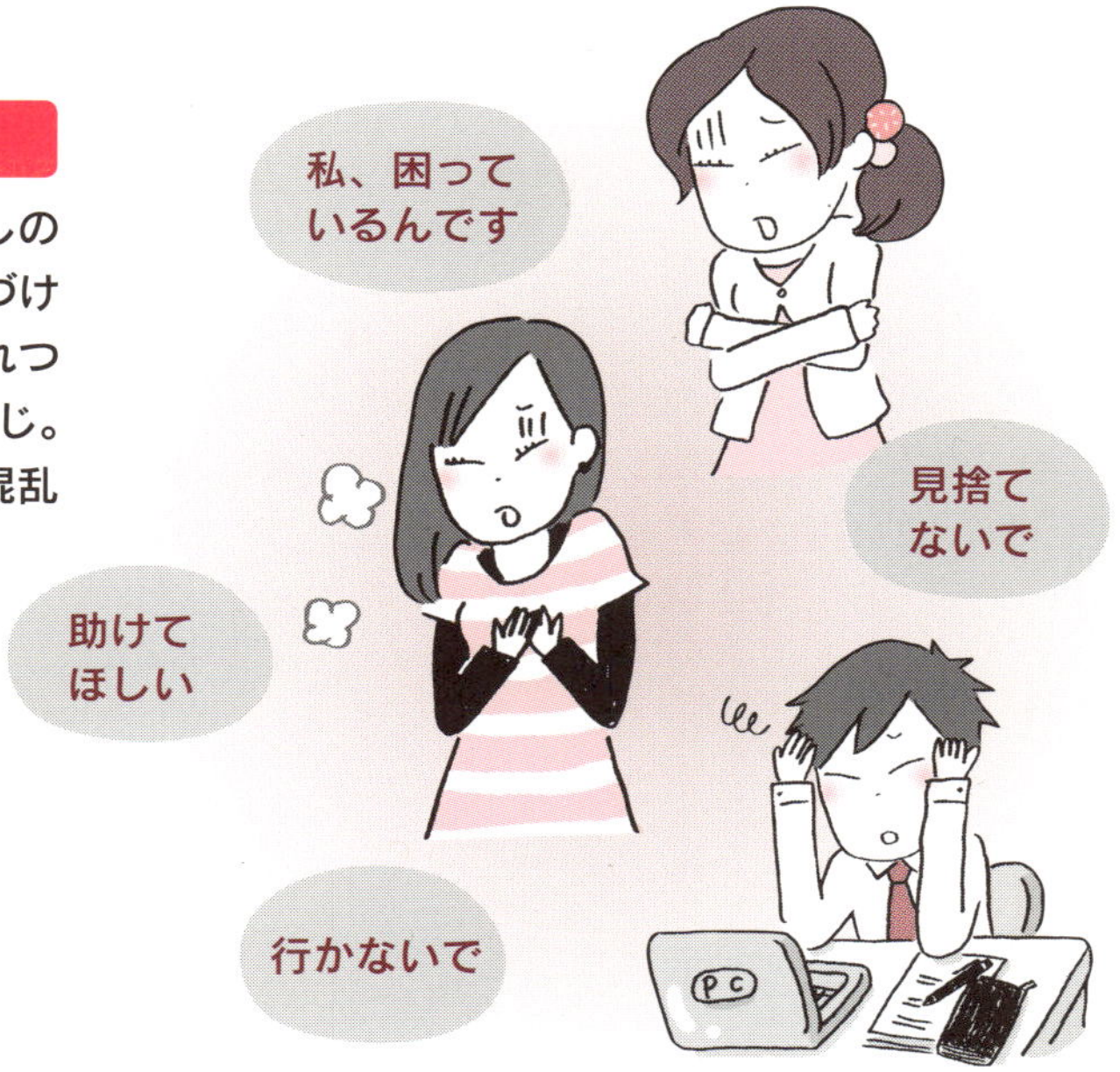
私、困っているんです
見捨てないで
助けてほしい
行かないで
PC

訴える言葉が心にひびき、純粋な同情心がわいてくる

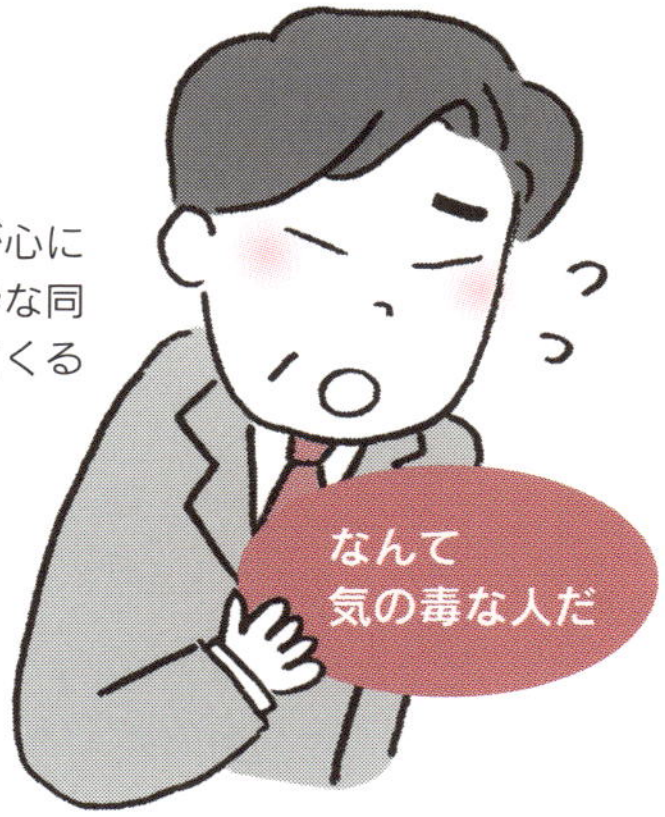
なんて気の毒な人だ

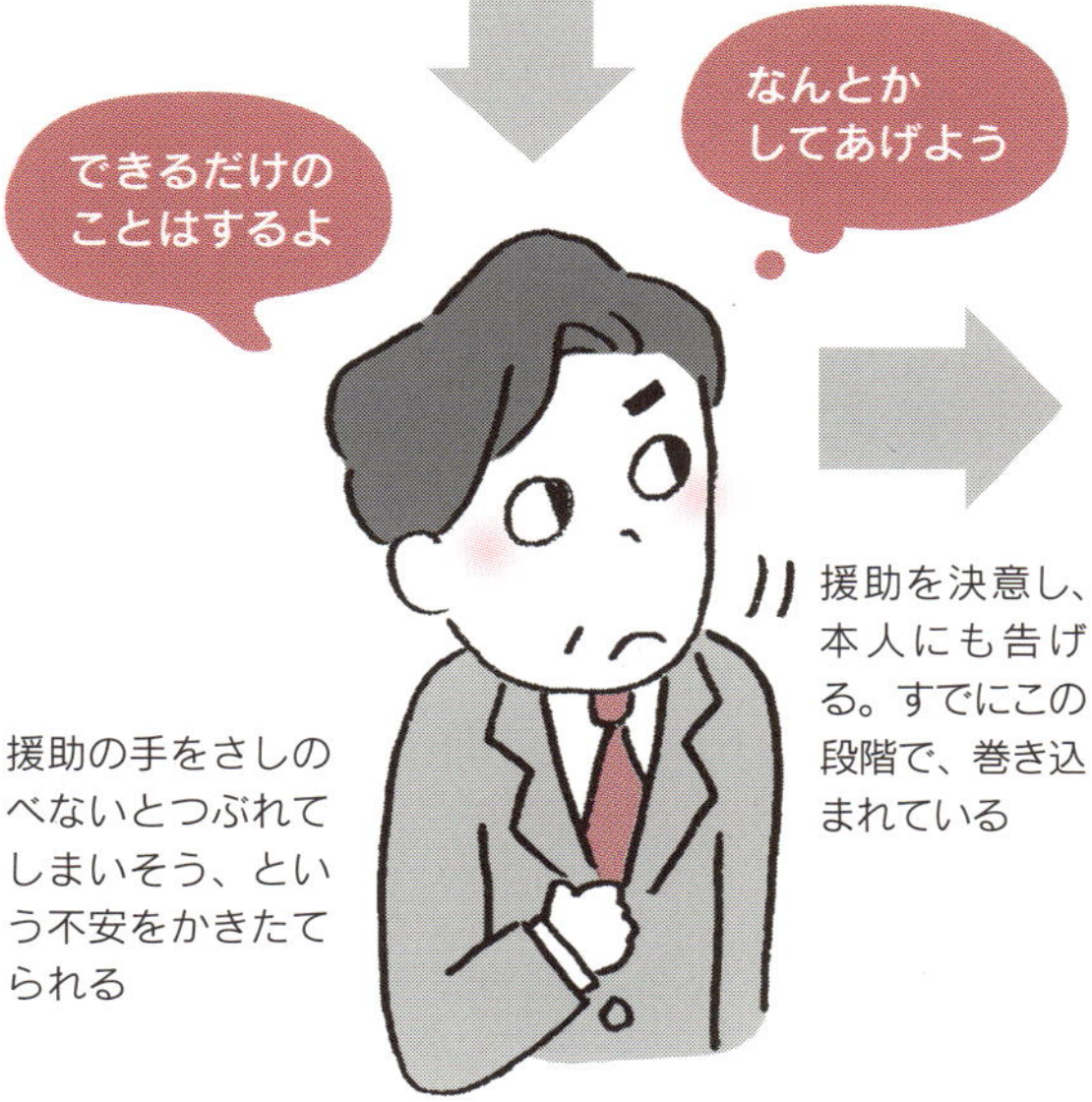
できるだけのことはするよ
なんとかしてあげよう

援助を決意し、本人にも告げる。すでにこの段階で、巻き込まれている

援助の手をさしのべないとつぶれてしまいそう、という不安をかきたてられる

もしも放置すると

訴えは続くだろうが、
まだ巻き込まれてはいない

エスカレート

常識では考えられないような要求、
時と場所をわきまえない要求が続く

大混乱

職場やサークルなどの人間関係が混乱。援助者が巻き込まれているかいないかの違いだけ

手のひらを返したような態度と言葉

先ほどまで厚い信頼をよせてくれていたのに、なにが気にさわったのか、急に怒りだします。まるで手のひらを返したような態度を、周囲の人は、とても理解できません。

態度の急変が理解できない

信頼していたはずなのに急に怒りだし、落ち着いても謝りもしないで以前のように近づいてくる。感情の不安定さと態度の急変は、周囲から見ると、支離滅裂です。

本人にとっては、なにかのきっかけで見捨てられ不安に陥り、それが罵倒の態度になるのです。周囲の人には、それがわかりません。じょじょに本人は信頼をなくしていきます。

周囲の感想（ちょっぴり本音）

ほとんどの場合、本人が境界性パーソナリティ障害だと知らないか、知っていても、その障害じたいを理解していません。

信用できない
いったいどういう人なんだろう

勝手すぎる
せっかく上司が親身になってくれているのに

近寄りたくない
巻き込まれるのはいやだ

働けよ
職場になにしに来ているのか

見境のない人だ
また別の人にすりよっている

私に問題が
こんなに責められるなんて、私がわるかったのか

ふつうの成人として悩んでいるだけ

境界性パーソナリティ障害の人は、見捨てられ不安のために、激しい退行（幼児化）をくり出して、周囲の人を巻き込み、傷つけ、負担をかけるという現実は、否定すべくもありません。ですから、「たいへんな人だ！」「相手をしているとんでもないことになる」ととらえがちです。

しかし、彼らも周囲の人たちと同じようにおとなとして、悩み、苦しみ、苦難の真っ只中にいるのだという認識が必要です。ただ、年齢相応の表現ができないというだけのこと。

援助をするときは、人間として苦しんでいるところ、幸せになりたい、ふつうの成人になりたいという気持ちをもっているところに着目すべきでしょう。

評価が一気に落ちる

信頼と罵倒にふりまわされるのは、本人を助けようとしていた善意の人であることが多いのです。援助者が本人と同じ気持ちになり、別の人を責めることもあります。完全に巻き込まれている例です。

最高

あなたは私の理想の人だ、やっと巡りあえたなどと言われる。おせじでもなさそうで、心から言っているふう

相手によっては恋愛感情に一気に発展する

めんどうをみていたら、プライバシーもなくなり、仕事も家庭もめちゃめちゃに

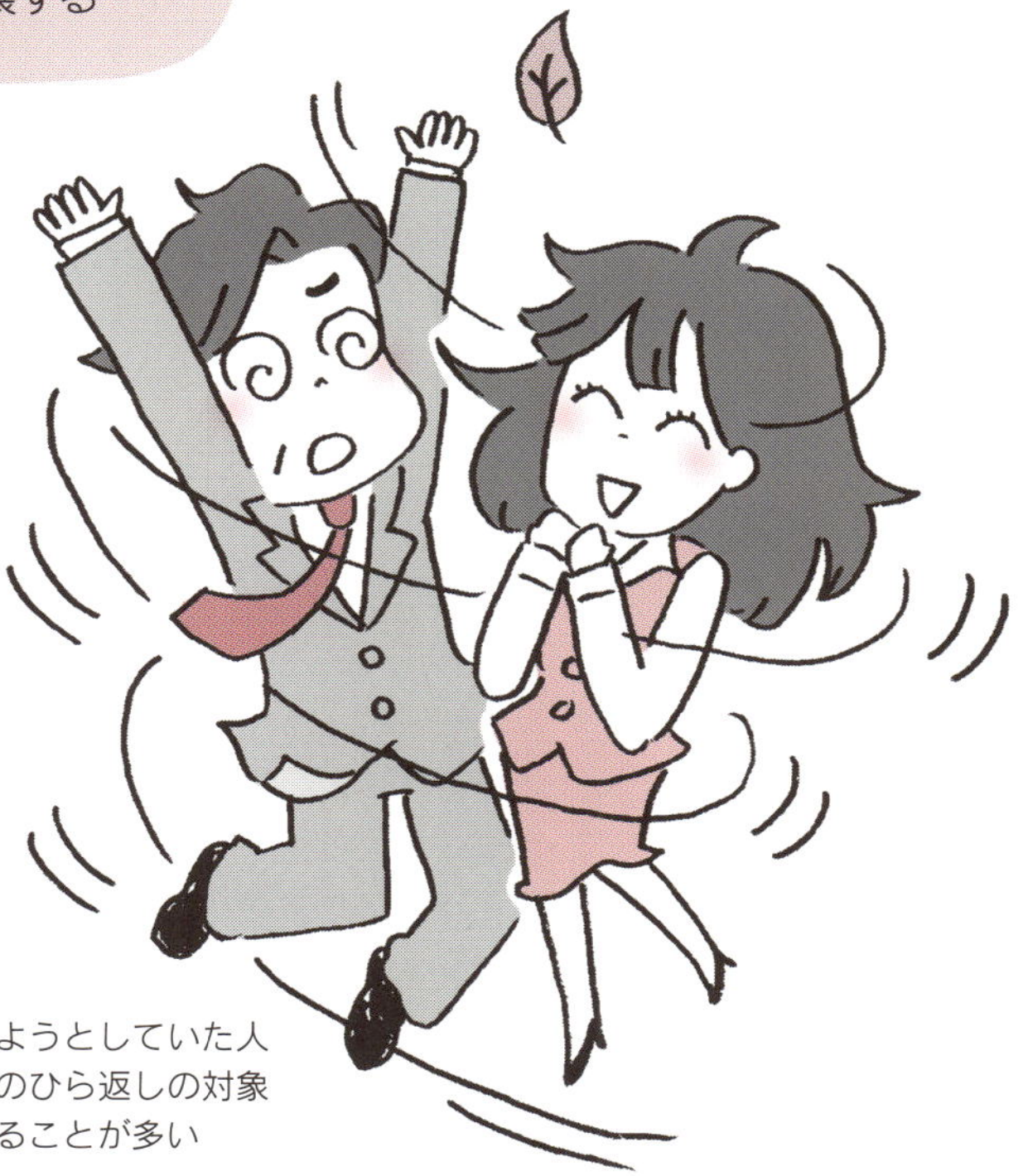

短時間で

きっかけ？

周囲の人には、なにが態度の急変のきっかけになったのか、思い当たらない。本人だけが、反応している

罵倒され、責められる。ひどい人だと言いふらされることも

助けようとしていた人が手のひら返しの対象になることが多い

本人は自分が被害者だと訴える。理論より感情が先行して、聞く耳をもたない

訴えてやる！

最悪

いっしょにうずに巻き込まれている人は「いい人」。そこから出ていく人は「わるい人」

これも退行

職場や友人の人間関係をひっかき回す

記憶違いや誤解は誰にでもあるものですが、境界性パーソナリティ障害の人の話は、まったく根も葉もないことも。信じた人が複数なら、混乱は全体に影響します。

人間関係を壊すうそ

人間関係にかかわるうそなので、多くの人が巻き込まれてしまいます。

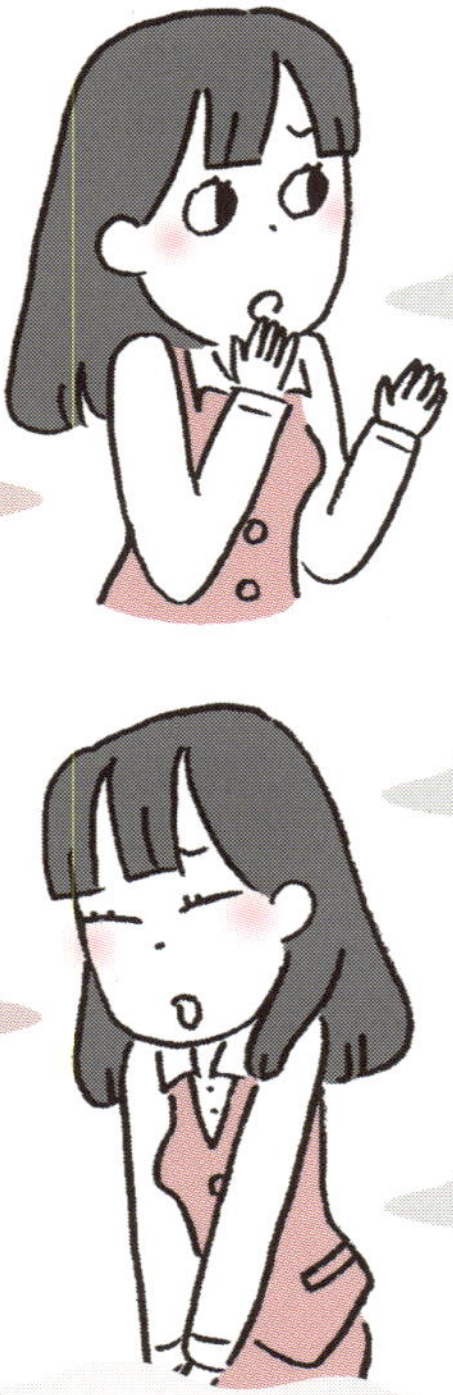

ケース①

△△さんに
〇〇さんが、かげで△△さんのこと悪口言ってるよ

◎◎さんに
△△さんが、じつは◎◎さんのこと、嫌いだって

〇〇さんに
◎◎さんが、上司に〇〇さんがサボってるって言ってるよ

ケース②

☆☆さんに
私、体調がわるいので、仕事を手伝ってもらえるかしら

上司に
☆☆さんが、私に仕事をおしつけて困ってます

大混乱に陥る

しなくてもいい反目
〇〇さん、△△さん、◎◎さんは互いに疑心暗鬼に

仕事に支障
☆☆さんが異動させられるなど、上司は公平な判断ができなくなる

職場内では、しなくてもいい反目が発生する。一方的に誰かが悪者にされる。上司が巻き込まれると、業務にも影響が出る

うそだとわかれば誰でもムッとする

境界性パーソナリティ障害の人は、相手によって言動を使い分け、自分の思うとおりに動かそうとします。上司に助けてもらい、友人を延々とつきあわせ、同僚に頼ります。ときには、事実無根の話をもっともらしく信じ込ませます。

そのうそに気づいた人が、怒るのも当然でしょう。複数の人がうそにふりまわされ、人間関係が壊れることもあります。

なぜうそをつくの？

じつは、本人にはうそをついているという意識はありません。これも部分的対象関係（P40 参照）のなせるわざです。

思いつきを自分で信じる

口に出した言葉を深く考えず、ストーリーを組み立て、それを自分でも信じてしまう

認知がずれている

相手にそのつもりがなくても、深読みするなど、他者の言動の受け取り方がずれている

他者の心をよむのが上手

他者の表情や心の動きをよくよむ。人間関係に敏感で、弱点をついてくる

自分に注目してほしい

被害者である自分、悲劇の主人公である自分をつくりだすことで、注目を集めたがる

他者を思いどおりに動かしたい

周囲の人は自分の要求どおりに動いてほしいと思う。対人操作性がある

対人操作性が特徴のひとつ

相手を自分の思うように操縦するのは、不安を解消したいという気持ちからくるものです。相手を自分の支配下におけば、見捨てられることはなくなるのです。

自傷行為に驚いたり怒りに対応したりしているうちに、相手はいつの間にか本人のペースにのせられています。相手の心をよみ、すきをついたり裏をかく能力にたけているので、上司の立場にある人でも、いいように操られてしまうのです。

信頼したい、すがりつきたいという相手を操作する

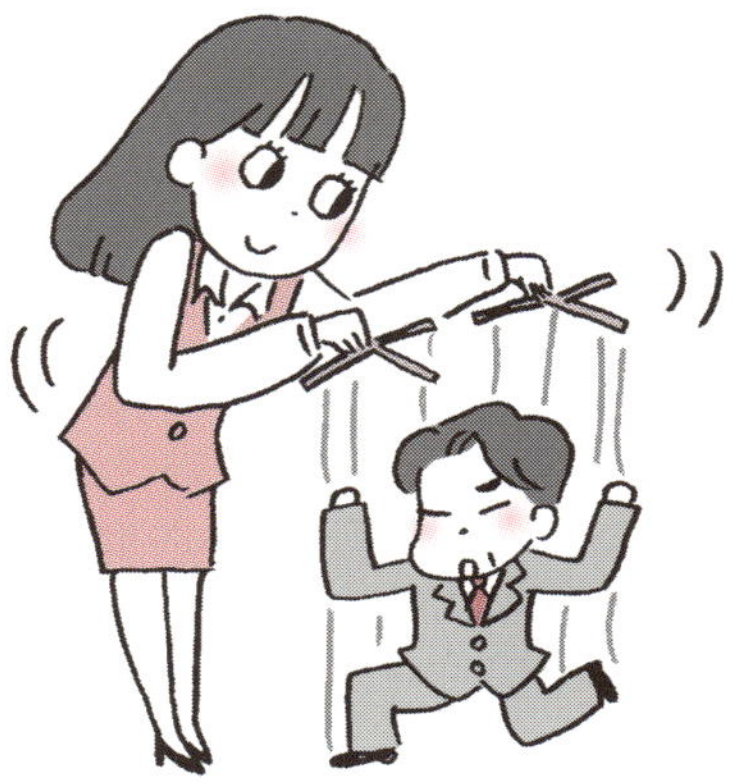

解説

ヘタな同情は禁物ー対応の注意点

結局「裏切られた」と怒らせることになる

できるだけのことをしてあげたいと思っても、その心が境界性パーソナリティ障害の人に通じることはありません。

親身になるほど依存が強くなり、見捨てられたら生きていけないと、必死にすがりついてきます。その要求に応えようとしても、必ず破《は》綻《たん》します。本人にとっては「結局見捨てられる」ことになり、かえって傷つく結果に。

こころがけたいのは、態度を変えないこと。泣いたり騒いだりしているときも、こちらは態度を変えず、いっしょに泣いたり騒いだりしないこと。それがいちばんの支えになります。

やってはいけないこと

- **見守る／耐える**：放置することと同じ。要求がエスカレートし大混乱に
- **打ち明け話を一気に聞く**：最初からつっこんだ話を聞くと、自分を助けてくれる人と思い込ませる
- **病人だと見下す**：他者の心の動きに敏感なので、本人に伝わり、激しく反発される
- **批判的に説得する**：見捨てられそうだと感じ、そうならないように開き直るが、それが関係を悪化させる。するとその状態に、また説得したくなり、悪循環に（下右図）
- **遠慮する**：心の問題だと遠慮してなにも言わずにいると、結局職場としてなんらかの対処をしなくてはならなくなる。本人にとっては突然の決定で大騒動に（下左図）

遠慮

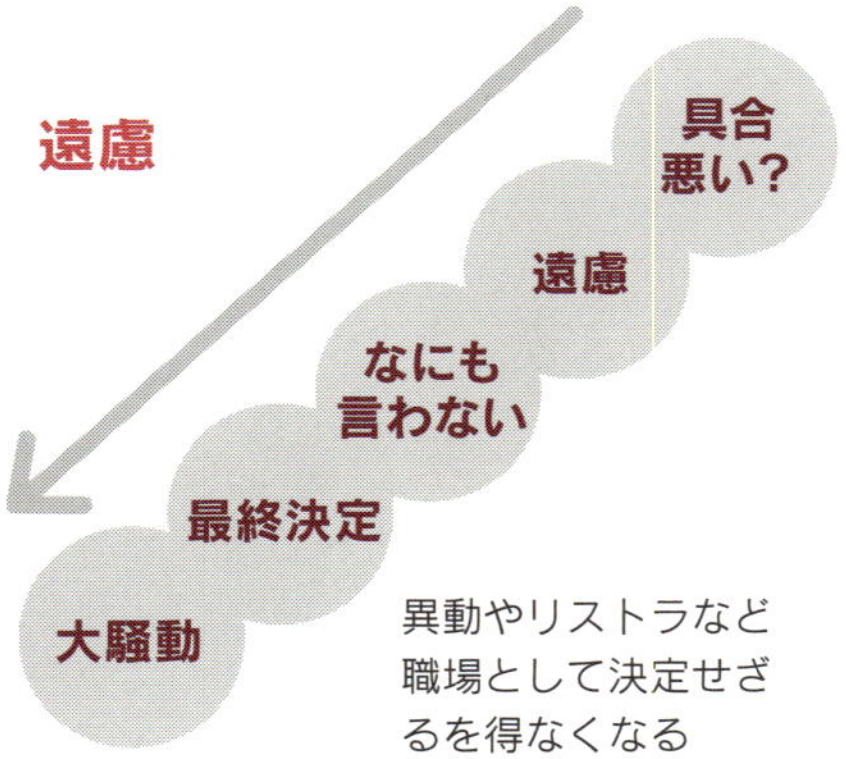
具合悪い？
遠慮
なにも言わない
最終決定
大騒動

異動やリストラなど職場として決定せざるを得なくなる

批判的説得

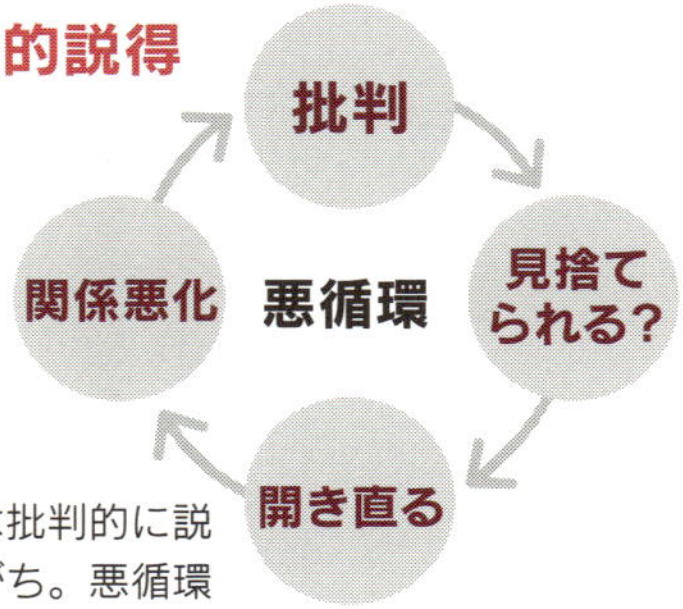
批判
見捨てられる？
開き直る
関係悪化
悪循環

上司は批判的に説得しがち。悪循環になりやすい

しがみつきには

枠を決める

できることとできないことを明確にする。無理な要求をつきつけてきたら、最初から「できない」と伝える。それはけっして「見捨てる」ことではないことも、できれば伝える。

仕事中のメール対応や、電話の時間・回数など、きちんとした枠組みを決めて、守らせる。

最初からはっきりさせる

たとえば……

できること

- 休憩時間に話を聞く
- 自傷行為を起こしたときの医療的な処置や手配

できないこと

- 深夜 10 時以降の電話を受ける
- 仕事中にメールの返信をする
- 会社の外で個人的に会う

うそには

周囲で対応方針の統一を

△△さんは信頼し、○○さんは疑い、といった状況では職場が混乱するだけ。関係者が集まって、互いに情報を交換しあい、今後の対応方針を統一しておく。その際、本人の陰口大会にならないように舵取りが必要。また、関係者全員が集まることも重要である。

ただ、職場の人間関係はそれぞれの人の事情があり、統一しきれない面もある。本人とのつきあいの程度や、被害の程度もさまざまで、感想も人それぞれ。だからこそ見解の統一ではなく、対応方針の統一をすることが大切。

違反行為には

客観的な事実を説明

遅刻や欠勤のときには、理由を聞き、事故などの事実を確認したうえで、注意する。就業規則を示すなど、客観的で確固たるもののほうが本人は受け入れやすい。

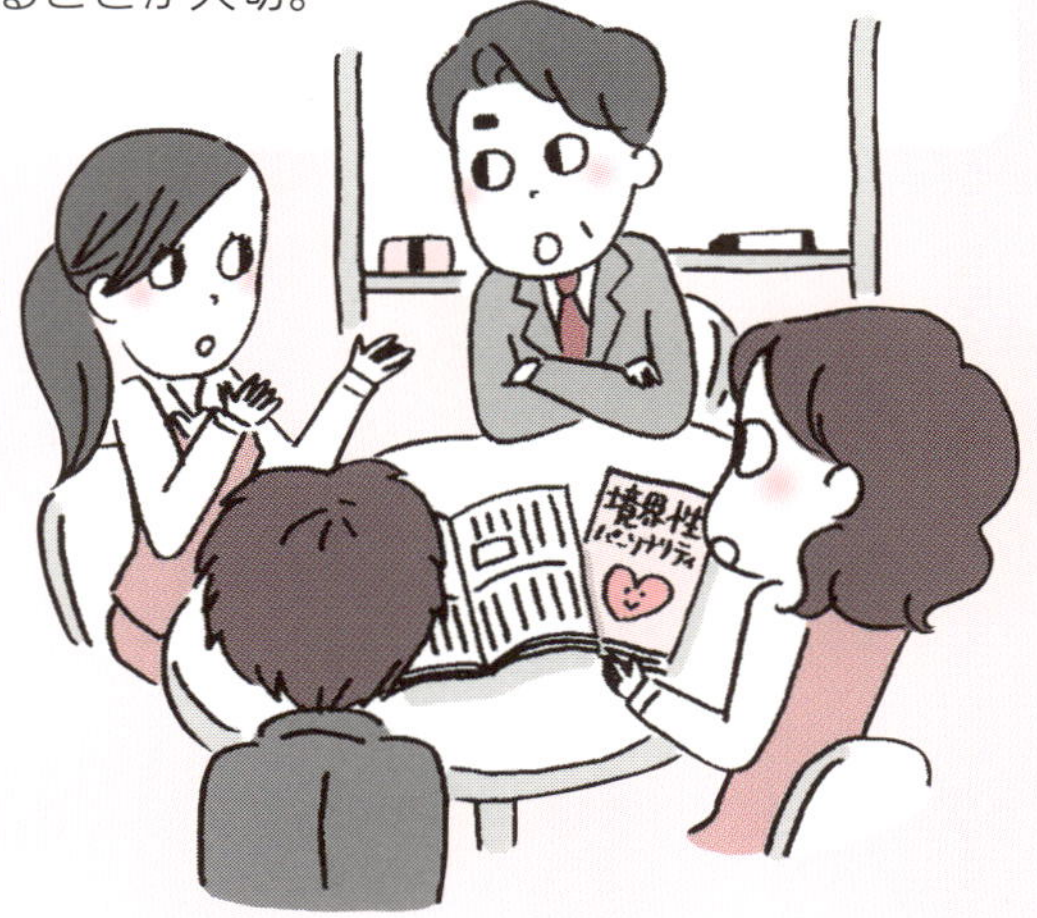

境界性パーソナリティ障害の本などから、正しい知識を得ながら、関係者全員で話し合う

幼いころは「いい子」だったのに

親を責め、リストカットをくり返し、性的にも乱れた生活をしている——。子どもがなぜ急に変わってしまったのか、わかりません。これまで言うことを聞く、いい子だったのです。

子ども時代を思い出してみると

いくつかのケースでは、子ども時代に共通する点があります。

手のかからない子だった

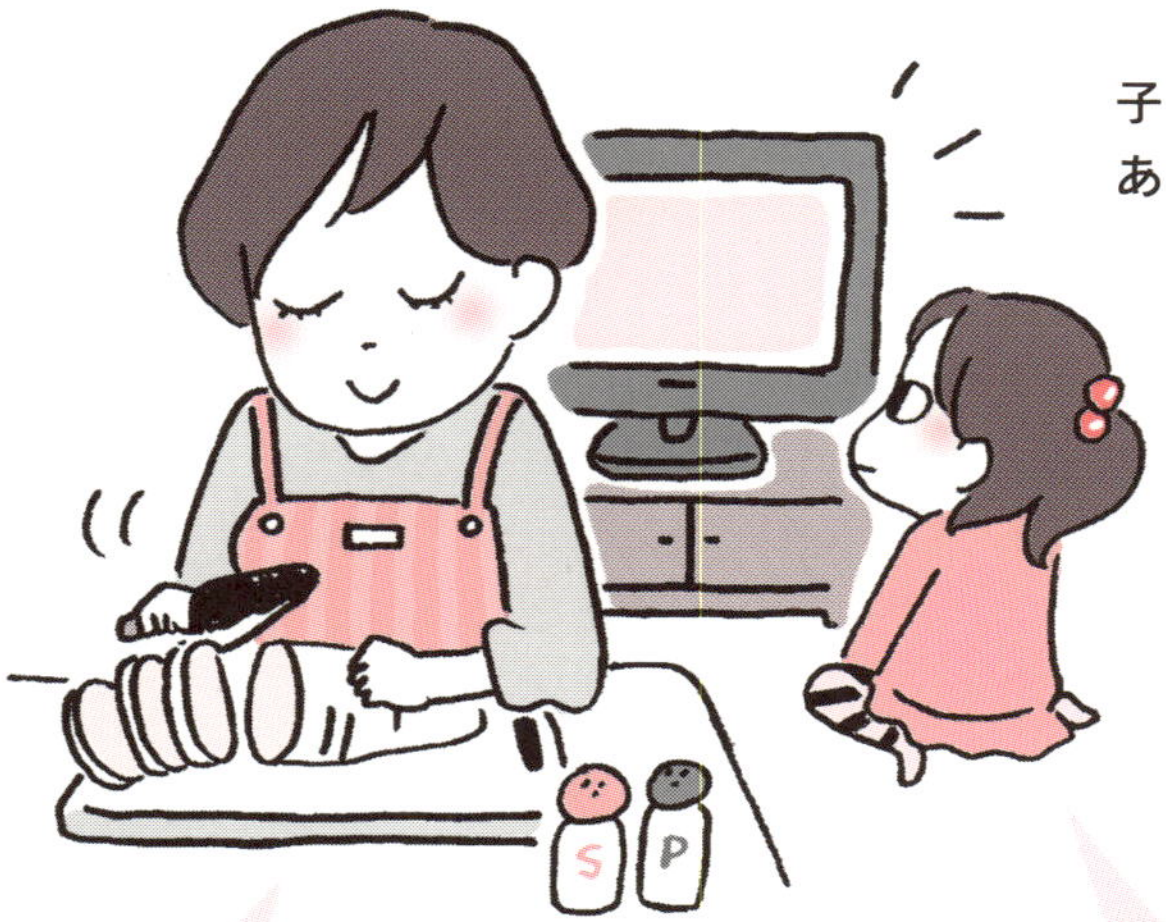

声をかけなくても、黙ってテレビを見てくれていたので、家事がはかどった

ひとり遊びをしてくれた

おとなしくテレビを見たり、ひとりで遊んだりして、手のかからない子。留守番させても平気だった

じつは 本人は寂しかった？

かわいかった

いつもおとなしい。親の言うこともよく聞く。服やおやつもすべて手作りしていたという親も多い

じつは 過保護の裏返し？

反抗期のなかった子は危険？

子どもには二度の反抗期があります。二～三歳の第一次反抗期。思春期の第二次反抗期です。

第一次反抗期は自我が芽生え、親から自立する第一歩。なにかというと「いや」「自分で」と主張します。

第二次反抗期は自我が確立し、親離れの時期。親を無視したり、嫌ったりもします。

反抗期がないのは親から自立する気がないからで危険な兆候と考えやすいのですが、そうとも言えません。子どもの反抗のしかたはさまざまで、親のほうが、反抗されたとは思っていないこともあるからです。反抗期がなかったからと心配することはないのです。

ふつうのいい子が突然変わる

境界性パーソナリティ障害の人は、子どものころ、ほとんど手がかからず、しっかりしていたという例が少なくありません。成績優秀、言うこともよく聞き、やさしい子。ときには、親の相談にものってくれるしっかり者でした。

ところがまったく人が変わってしまいました。そんなわが子を心配しながらも、じつは困らされているというのが本音です。

親よりしっかり者

親の気持ちが落ち込んだり困ったりしたとき、悩みやぐちを聞いてくれるような、親思いでしっかり者だった

じつは
親が不安定で、子どもに依存していた？　本人にも悩みはあったはず

親の言うことをよく聞いた

親の言うことに反抗せず、なんでも素直に聞く子だった

成績優秀だった

毎日黙々と勉強していた。受験もうまくのりこえた

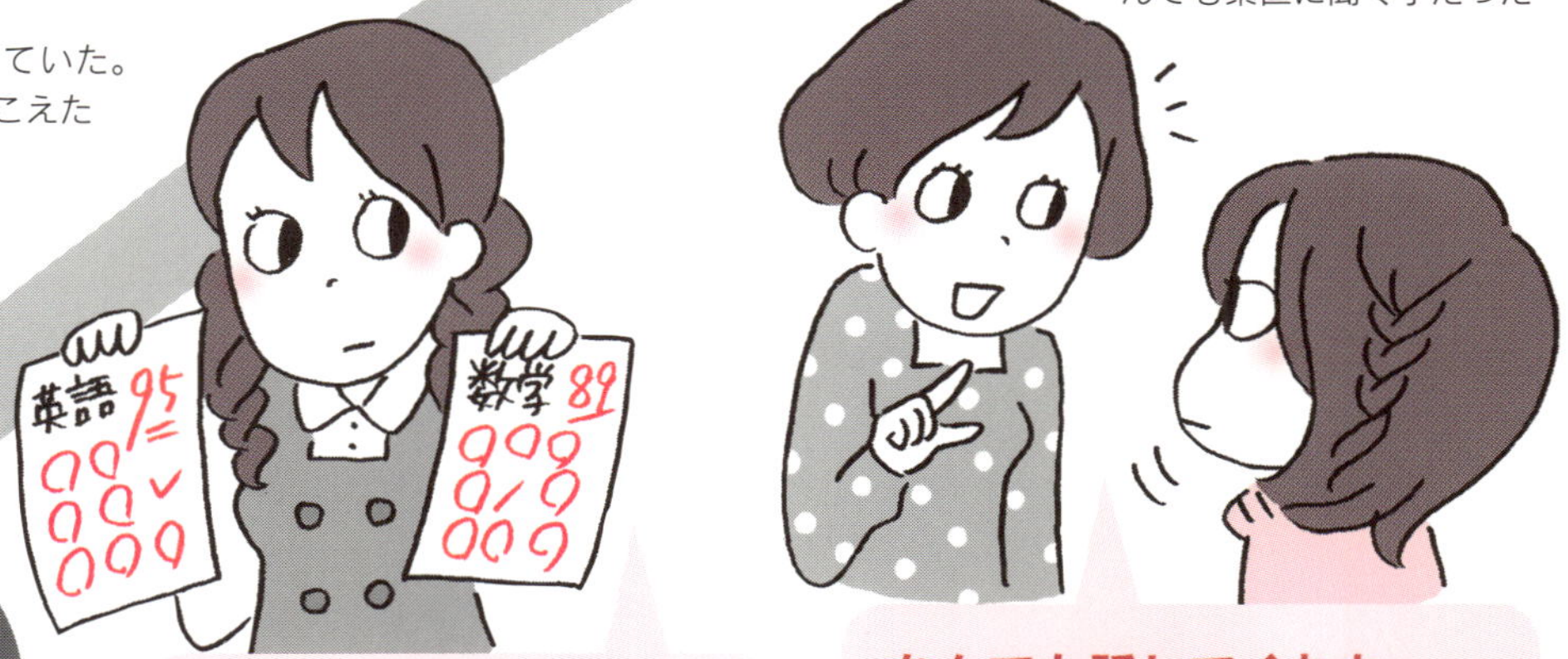

なんでも話してくれた

学校であったこと、友だちのこと、楽しかったこと、なんでも話してくれた。親は子どもの心がすっかりわかっていたと思う

じつは
親を喜ばせるために、いいことだけ報告していた？

自分から進んで勉強した

友達と遊んだり、サークル活動より、勉強するほうが好きだった。成績はずっとトップクラス。自慢の子どもだった

じつは
親に言われるから勉強していた？

突然、境界性パーソナリティ障害になった

進路は決まらず、就職してもすぐに辞め、なにかというと親を責め、リストカットをくり返す。親はなぜこんなふうになったのか驚く

育て方のせいだったのか

境界性パーソナリティ障害は育て方だけが原因ではありません。しかし、本人からそう言われると、自信をなくしてしまいます。親もまた、核家族で迷いつつ子育てをしてきた世代なのです。

「育て方がわるかった！」と子どもに責められる

親は、本人からだけでなく、周囲の人からも、育て方を責められます。親自身にも心の片隅に自分の責任かもしれないと思う気持ちがあるので、こうした糾弾に動揺します。さらに本人への心配も重なり、二重のつらさで心が折れそうになるでしょう。

しかし、育て方がわるかったと認めてはいけません。親を責めるのはひとつの症状。巻き込まれないような、冷静さが必要です。

子どもを育て直すことなどできないのです。後悔するより反省し、改めるべきところは改め、そして、これからどうするかを考えましょう。

母親は大忙し

仕事をしている母親が増えるなど、子育て以外にもやることがたくさんある

子育てがつらいと言えない風潮

完璧な母親であることが求められ、楽しくないなどと言えず、つらさを抑え込む

子どもと一体化

子どもの自主性を育てるため、子ども目線で同等につきあう友達親子がいいとされた

勝ち組教育

子どもに英才教育をさせ、人生の勝ち組にするのが親の務め

子育ての状況の変化

核家族化、少子化にともない、子育ての環境は年々変わっています。現在20代の若者が小学生だったころとそれ以前の、親の意識を見ると……。

育児でイライラすることは多いか

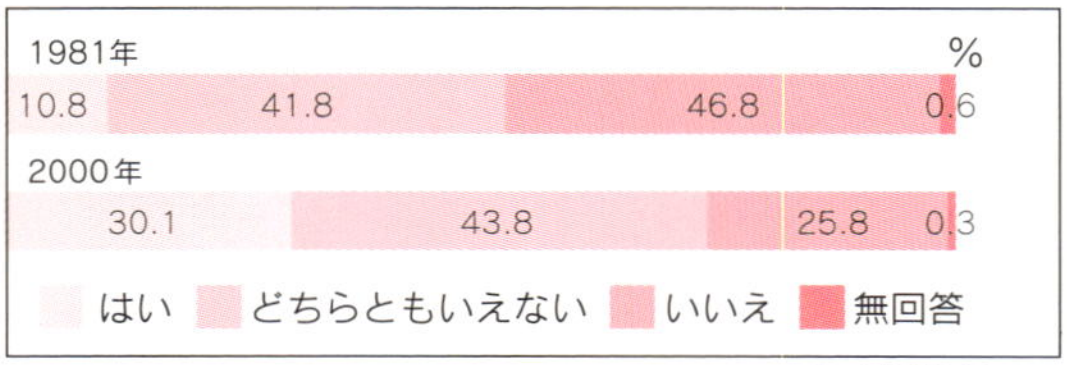
1981年
%
10.8
41.8
46.8
0.6
2000年
30.1
43.8
25.8
0.3
はい
どちらともいえない
いいえ
無回答

『厚生労働白書』より

子育てを通じた付き合い別母親の子育ての楽しさ

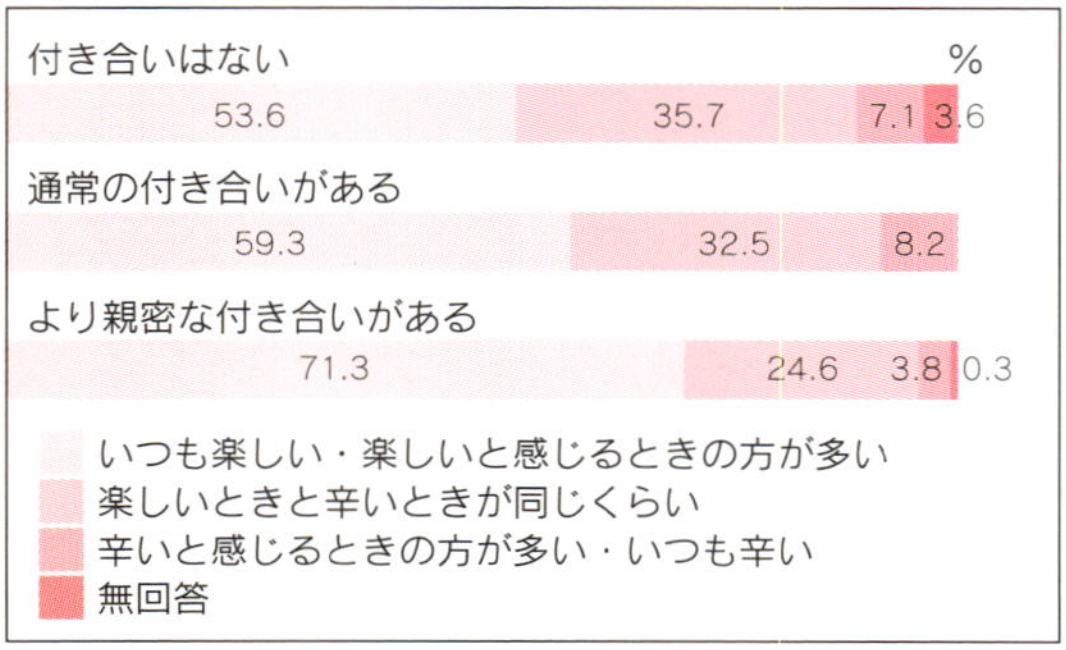
付き合いはない
%
53.6
35.7
7.1
3.6
通常の付き合いがある
59.3
32.5
8.2
より親密な付き合いがある
71.3
24.6
3.8
0.3
いつも楽しい・楽しいと感じるときの方が多い
楽しいときと辛いときが同じくらい
辛いと感じるときの方が多い・いつも辛い
無回答

『厚生労働白書』（平成15年版）（調査は2001年）より

母親の気持ち

子どもから育て方のせいだと言われたとき、母親の心にはさまざまな思いがわいてきます。

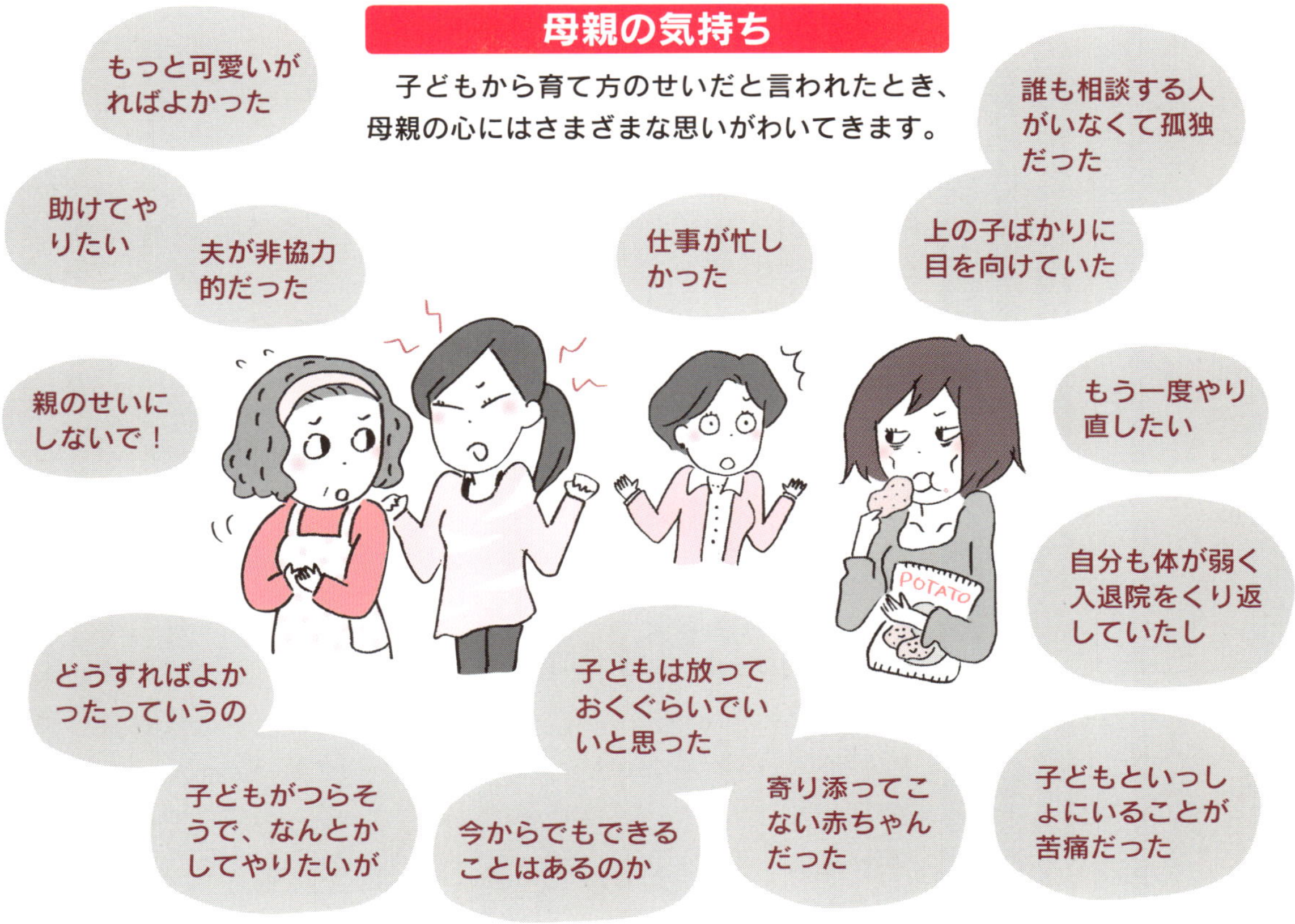
もっと可愛いがればよかった
誰も相談する人がいなくて孤独だった
助けてやりたい
夫が非協力的だった
仕事が忙しかった
上の子ばかりに目を向けていた
親のせいにしないで！
もう一度やり直したい
POTATO
自分も体が弱く入退院をくり返していたし
どうすればよかったっていうの
子どもは放っておくぐらいでいいと思った
子どもがつらそうで、なんとかしてやりたいが
今からでもできることはあるのか
寄り添ってこない赤ちゃんだった
子どもといっしょにいることが苦痛だった

誰かのせいにするのもひとつの特徴

自分の責任を考えず、他者のせいにして責めるのが、境界性パーソナリティ障害の特徴。

自分がダメな人間だと責められているのではないかという心配（危惧）が、親のせいにさせているのです。心の底から母親を責めているわけではありません。もっとも頼れそうな相手だから、自分の感情をぶつけるのです。

子どもに迎合して態度を変えないで

子どもに責められても、認めないで。「同情は禁物」は、子どもに対しても同じ。変わらないことが大切です。

これから長い期間、子どもを支えていかなければなりません。その間ずっと、どの程度の支えが一貫してできるかと考えます。態度を決めたら、途中で投げ出したり、いっしょに一喜一憂したりせず、冷静につきあっていきます。

自傷で本当に死んでしまうかも

目の前で子どもが手首を切ったりしたら、自殺かとショックを受けても当然です。つい「なぜ」と言いたくなりますが、演技やあてつけではありません。注目してほしいとも思っていないでしょう。

ショックを受け心配して当然だが

自傷行為を目の当たりにしたとき、うろたえたり騒いだりしても、なんの解決にもなりません。批判されていると本人に思わせ、見捨てられ不安を高めるだけです。原因をさぐるより、結果の後始末のほうが大切です。

本人も混乱しています。その気持ちを含め、事態を収拾させるよう、落ち着かないといけません。

ショックを受けた親は、怒りや無力感がわいてくるでしょう。しかしその気持ちは本人のもの。親自身の気持ちと分けてとらえましょう。むしろ、温かく包み込んでやりたい気持ちのほうに注目すれば、落ち着けるはずです。

傷じたいの手当てを

傷の程度を調べ、必要な手当てをします。生命にかかわるかもしれないときは急いで医療機関に連絡します。自殺の危険性が高いときには、入院も検討します。

本人は混乱している

心のバランスが壊れている。なぜと言っても答えられず、追い詰めるだけ。まずは混乱をしずめる

あわてず、騒がず

痛む？　など、体のことを聞くほうがいい。子どもをいたわるような、温かさがほしい

必要な手当て

しっかり手当てをすれば、自分の体を大切にしなさいというメッセージになる

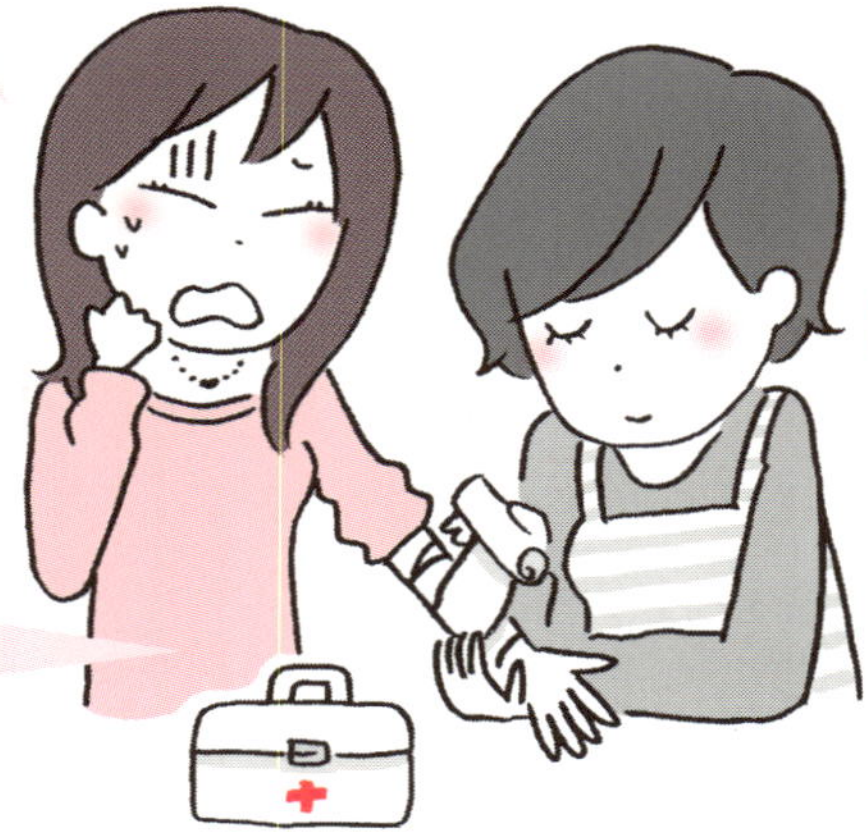

逆効果

「もうこういうことはしないほうがいいと思うよ」

行動の「限界設定」をするといいと言われていたが、最近では、これは逆効果だと考えられている

逆効果になる態度

衝動的に起こした行動を目にしたとき、親が自然にする反応が、かえって自傷行為を抑えられない結果になることが多くあります。

そのとき

ショッキングな状況に驚いて、騒いだり問いただしたりします。

本人にもわからない

複雑で混乱した気持ち。なにも言えず、ただ泣いているだけのことも

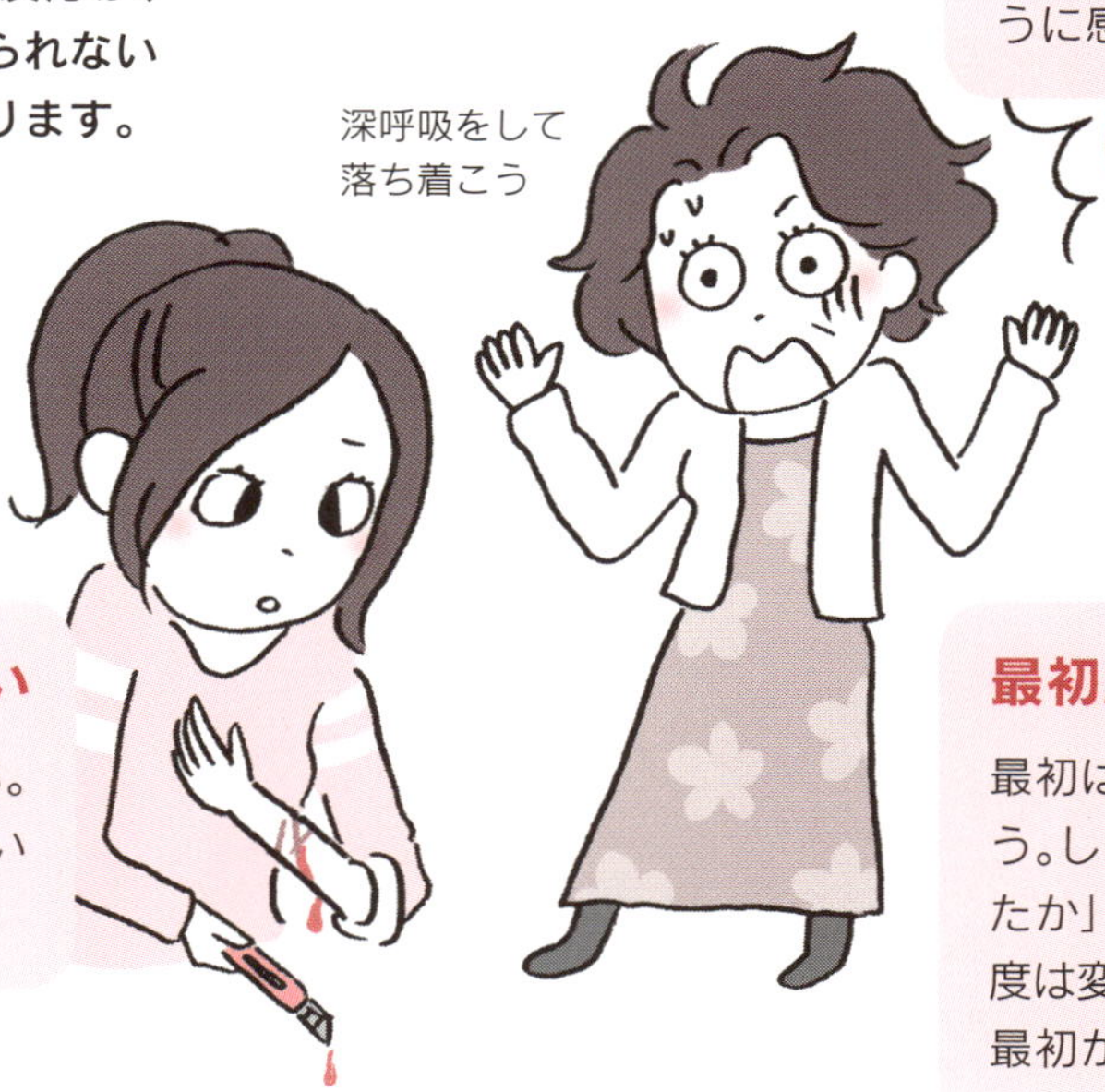
深呼吸をして
落ち着こう
どうして
なぜ
キャー
たいへん！

叱責になりやすい

本人は責められているように感じてしまう

最初だけあわてる

最初はあわてるのがふつう。しかし度重なると「またか」という態度に。態度は変えないことが原則。最初から騒がないように

これから

子どもに気を使うあまり「腫《は》れ物《もの》にさわる」ようになってしまいがち。しかし、ふつうに接するようにします。

相手が自分に合わせて動いてくれることを覚える

今後も相手をどうにかしたいときは、衝撃的な事件を起こせばいいと思ってしまう

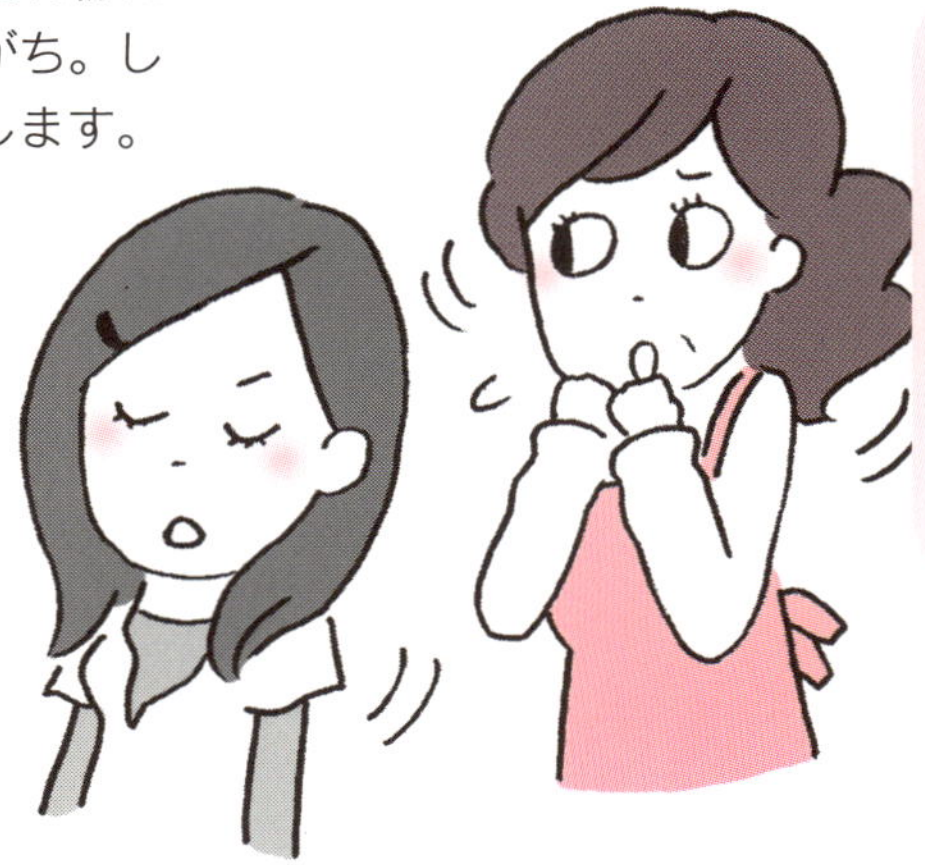

腫れ物にさわるような態度

顔色をうかがい、言動に気をつけて自傷行為を起こさせないようにする

心理的に子どもに支配されている状態

解説

親も子も追い詰めないで

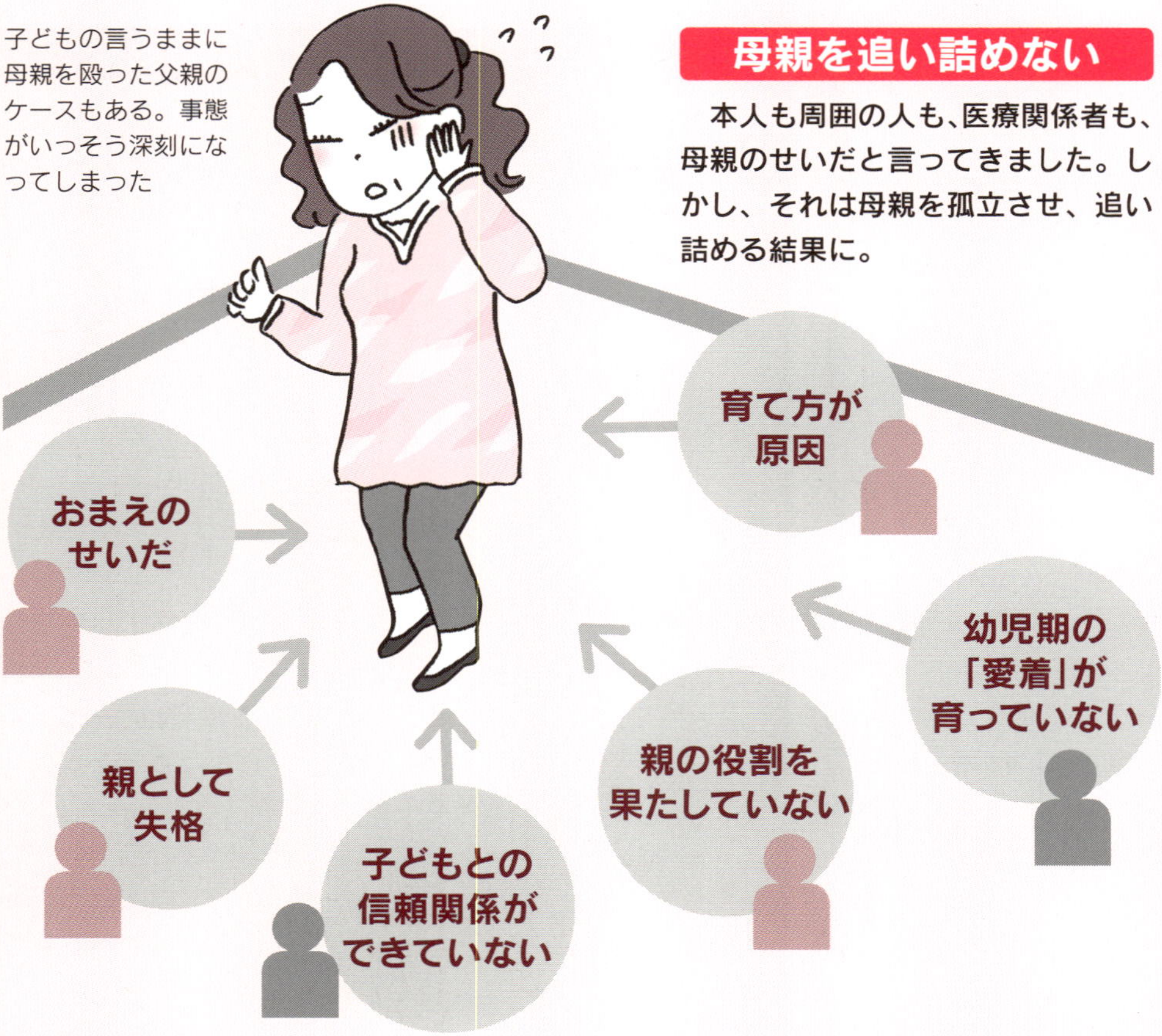

育て方が原因
おまえのせいだ
幼児期の「愛着」が育っていない
親の役割を果たしていない
親として失格
子どもとの信頼関係ができていない

子どもの言うままに母親を殴った父親のケースもある。事態がいっそう深刻になってしまった

母親を追い詰めない

本人も周囲の人も、医療関係者も、母親のせいだと言ってきました。しかし、それは母親を孤立させ、追い詰める結果に。

母親の責任を追及し追い詰めないで

境界性パーソナリティ障害といえば親子問題、とくに母親との問題だといわれてきました。本人が「親の育て方のせいだ」と言うこともあり、母親は責任を感じて苦しんできたのです。

しかし、それは母親の視野を狭くするだけで、解決にはなりません。母親を萎縮させ、子どもの対人操作性を高めてしまいます。

育て方の影響はたしかにありますが、それだけで境界性パーソナリティ障害になるとはいえないことが、わかってきました。同性同年輩の問題、いじめの問題など、52ページに挙げたように、多角的なとらえ方が必要です。

子どもを追い詰めない

今はおとなへの坂道を上っているところです。立ち止まるのも成長の一段階。死にたくなるまで追い詰めないで。

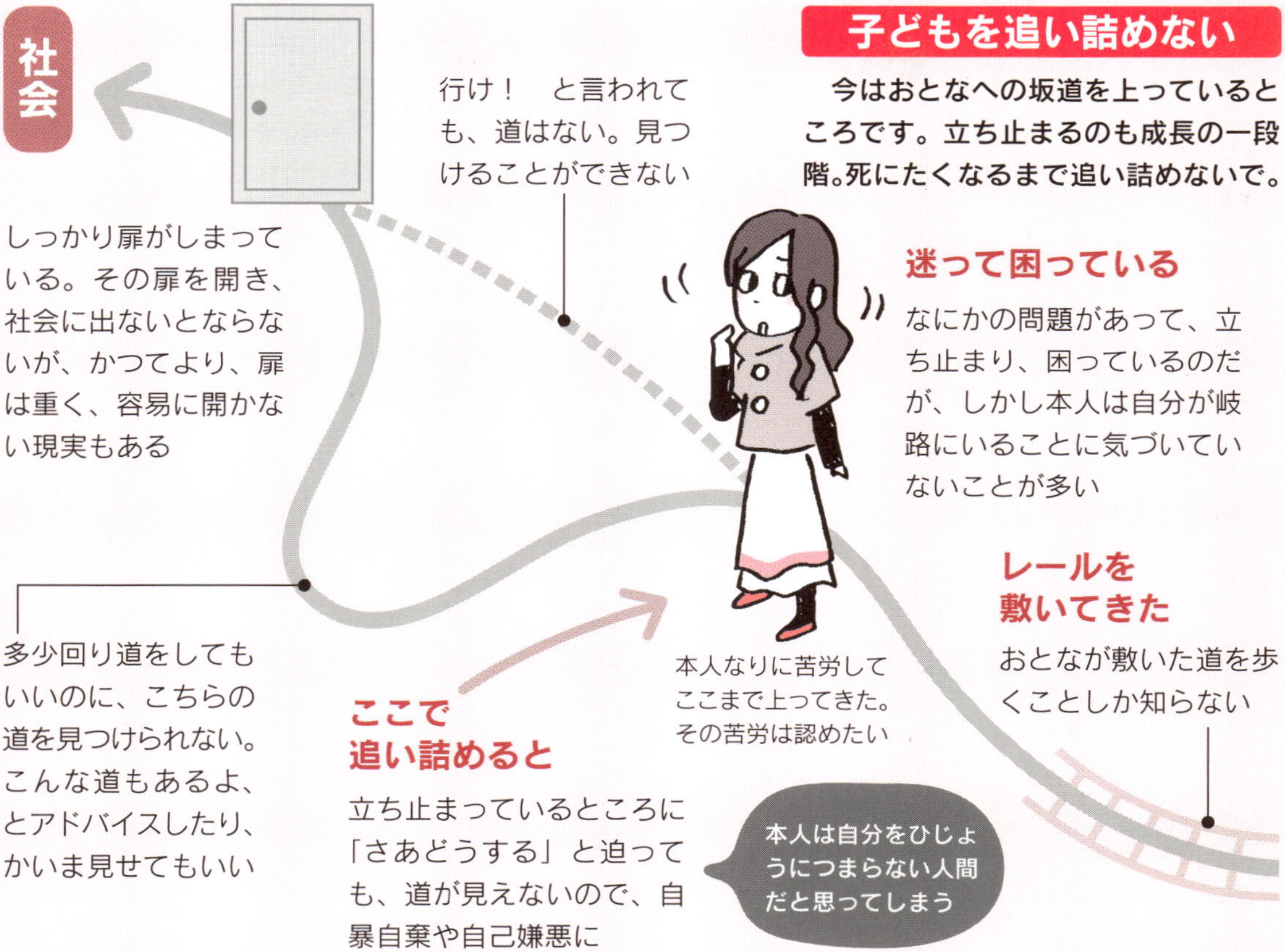
社会
しっかり扉がしまっている。その扉を開き、社会に出ないとならないが、かつてより、扉は重く、容易に開かない現実もある
行け！　と言われても、道はない。見つけることができない
迷って困っている
なにかの問題があって、立ち止まり、困っているのだが、しかし本人は自分が岐路にいることに気づいていないことが多い
レールを敷いてきた
おとなが敷いた道を歩くことしか知らない
本人なりに苦労してここまで上ってきた。その苦労は認めたい
多少回り道をしてもいいのに、こちらの道を見つけられない。こんな道もあるよ、とアドバイスしたり、かいま見せてもいい
ここで追い詰めると
立ち止まっているところに「さあどうする」と迫っても、道が見えないので、自暴自棄や自己嫌悪に
本人は自分をひじょうにつまらない人間だと思ってしまう

原因追及は本人を追い詰める

リストカットや大量服薬など、おとなは目に付く行動だけを論じる傾向があるようです。しかし、リストカット＝境界性パーソナリティ障害ではありません。

また、そのとき本人がどんな気持ちだったかを知ることで、衝動的な行動を減らそうと考えがちです。しかし、それはかえって本人を追い詰めてしまいます。

育て方ではなく発達の問題

問題は、本人の発達にあります。パーソナリティが充分に成長しきらないまま、年齢的にはおとなになり、社会に出ます。そこで異性や仕事上の問題が出てきたときにのりこえられず困っているのです。

課題は、場面場面でいかにおとなとしてふるまうか。提案したりいっしょに考えたりすることです。

暴力にいつまで耐えるのか……

暴力をふるわれる親はつらい思いをします。度重なれば辟易しても無理はありません。しかし本人も傷ついているのです。少しでも反省が見えたり、暴力が減ってきたら、そこに注目します。

親のほうがまいってしまう

育て方を責められ、暴力までふるわれるのは、つらいことです。

なぜ、どうしてと聞いても、本人には答えられないでしょう。本人も混乱しているのです。その気持ちを想像し、思いやった対応が望ましいのですが、なかなかできないのが実情です。せめて、自分の怒りや混乱を子どもにぶつけないようにしましょう。

いつまで耐えればいいのか

暴力は親子の密室で起こりやすくなります。仲介的な立場の人に入ってもらうのも、一方法です。父親でもいいのですが、おじ、義兄のような、第三者的な人のほうが、おさまりやすくなります。

暴力がくり返されるときは、長い間に負のスパイラルが働いて生じた事態、との認識が必要です。その理解に達するのは容易ではありません。誰かに話を聞いてもらって、解決の道を探ります。

事態が深刻なら、しばらく親子の分離を考えたほうがいいでしょう。その場合、けっして子どもを見捨てるわけではないと、伝えることが大切です。

ありがちな経緯

見捨てられたと思うと、うつになってひきこもり、家庭内暴力、自傷行為、過食などが現れてきます。

不登校
↓
ひきこもり
↓
暴力

「子から母へ」が多い

力ずくで相手を支配したい究極のかたちが暴力。もっとも見捨てられたくない相手に向かう。だから母親が被害者になることが多い

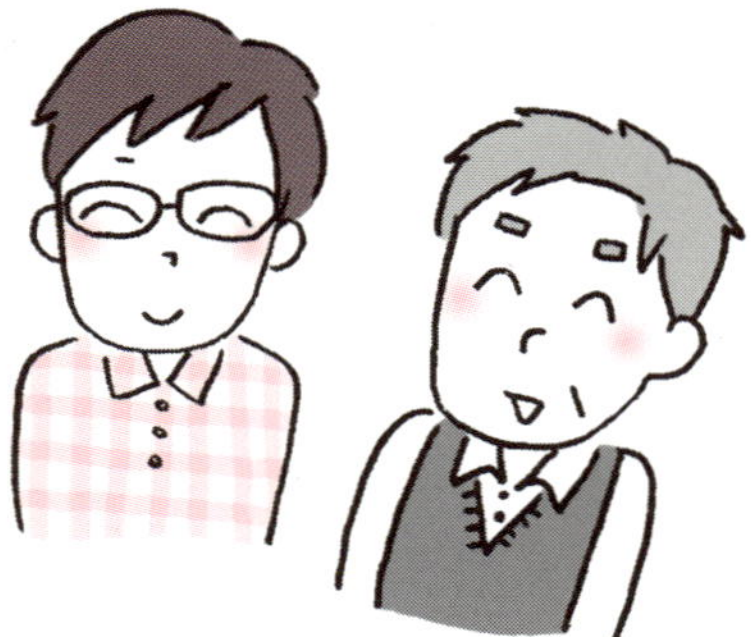

義兄やおじに家に来てもらうだけで暴力がおさまることも

医師への信頼と不信にゆらぐ

境界性パーソナリティ障害の治療が始まると、
本人は、医師への過剰な信頼と極端な不信に揺れ、
多くの人が医師を悪者のように言いはじめます。
医師を替えたり治療を中断してしまうことも。
それが治癒率を下げる原因のひとつになっています。
境界性パーソナリティ障害は、人間関係の障害で、
医師との人間関係は回復への大きな足掛かりです。
診察室でのやりとりから、
家族、社会へと視野が広がり、
じょじょに自分を見つけ、やがて自分の足で
歩めるようになっていきます。

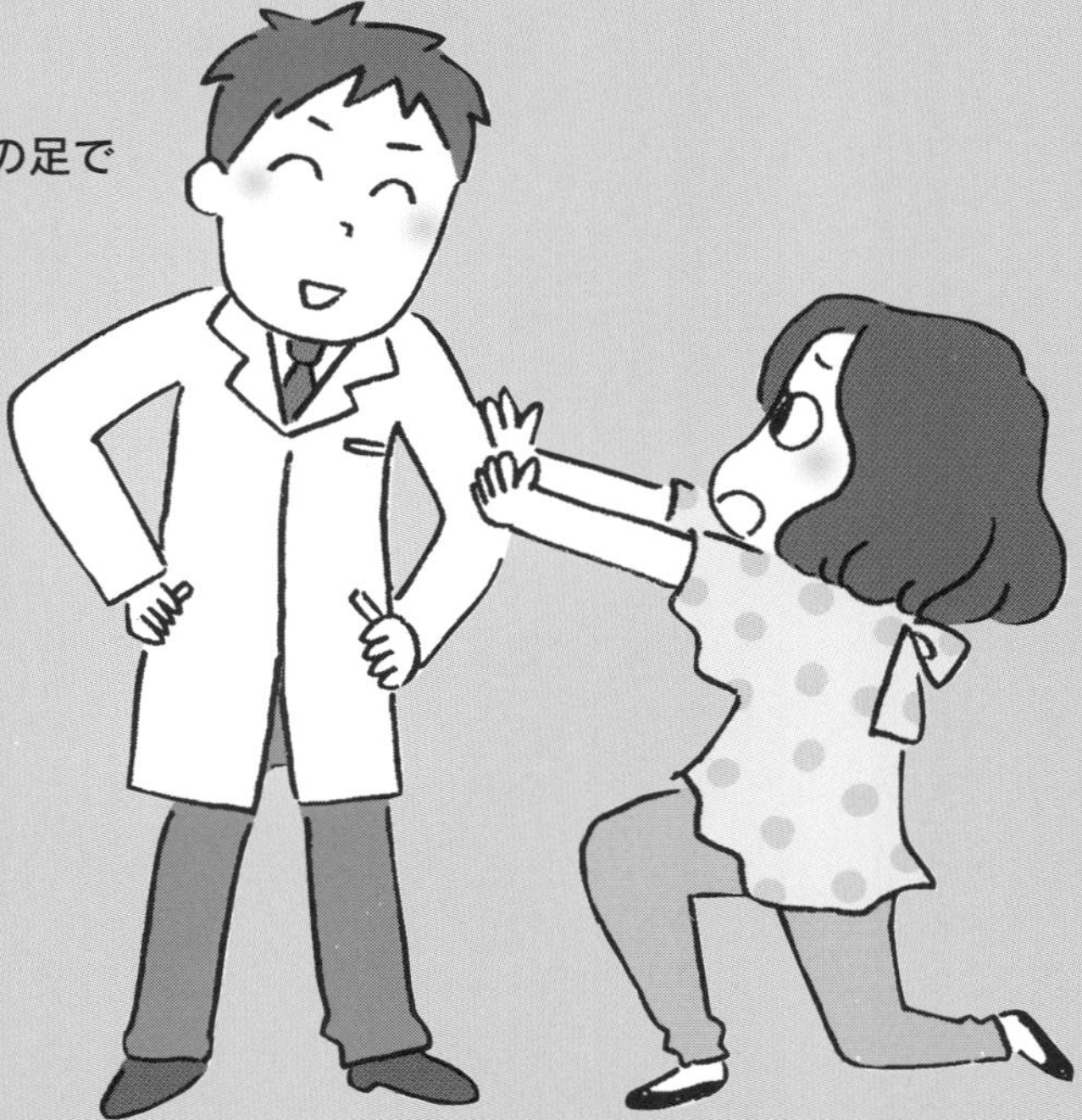

4

ケース4

医師に治療以上を期待したDさん

Dさんのプロフィール

27歳。最初に精神科クリニックに行ったのは4年前。仕事ができないほど気持ちが不安定なので受診し、ようやく2年前に境界性パーソナリティ障害と診断されました。以来、いくつものクリニックや病院に通いましたが、いまだに信頼できる医師に出会っていません。

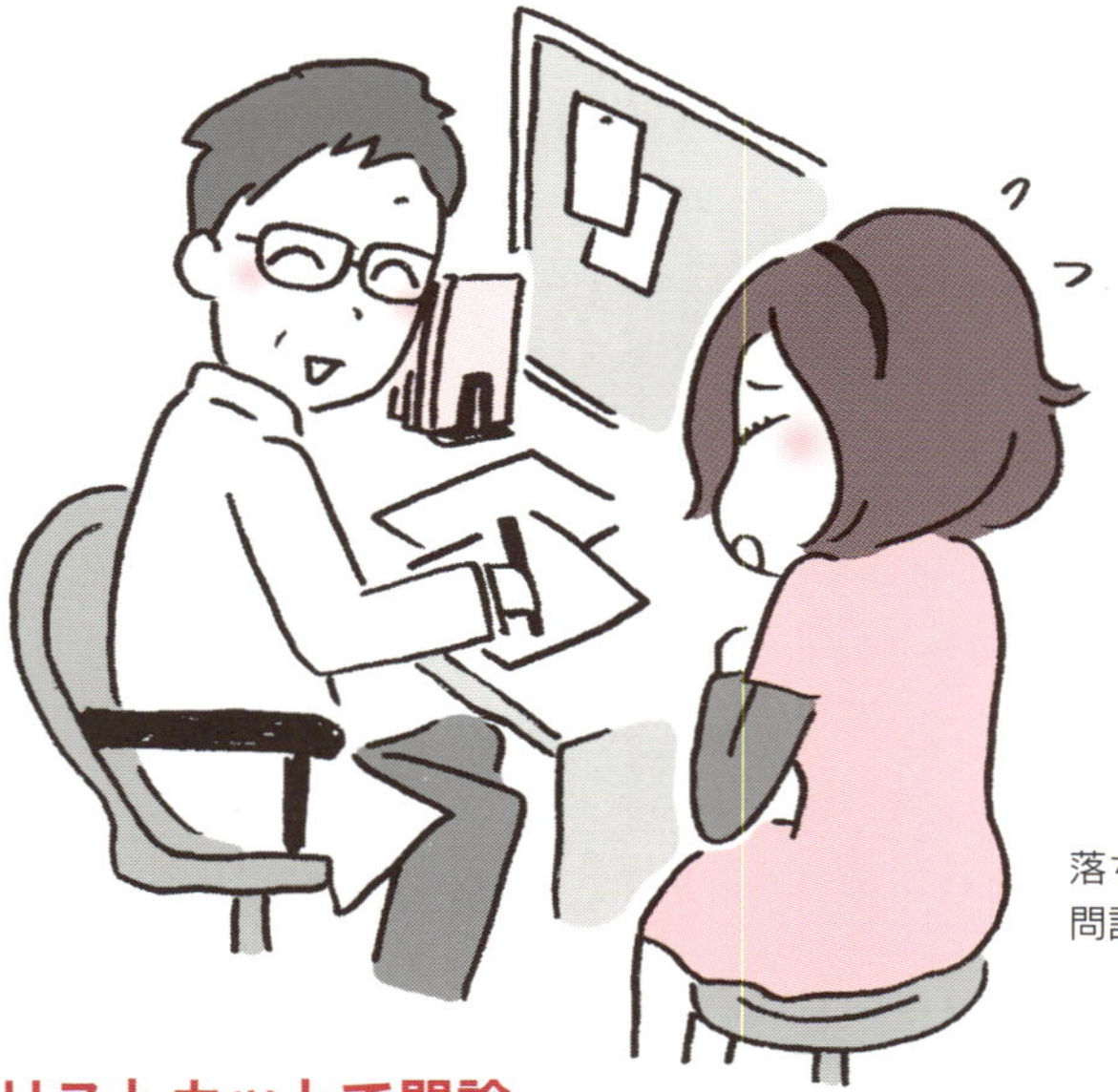

落ち着いた気持ちで
問診を受けられた

リストカットで問診

自宅で手首を切り、救急で病院へ運ばれました。落ち着いてから精神科の診察がありましたが、やさしそうな医師だったので、Dさんは、これまでのことを全部話しました。

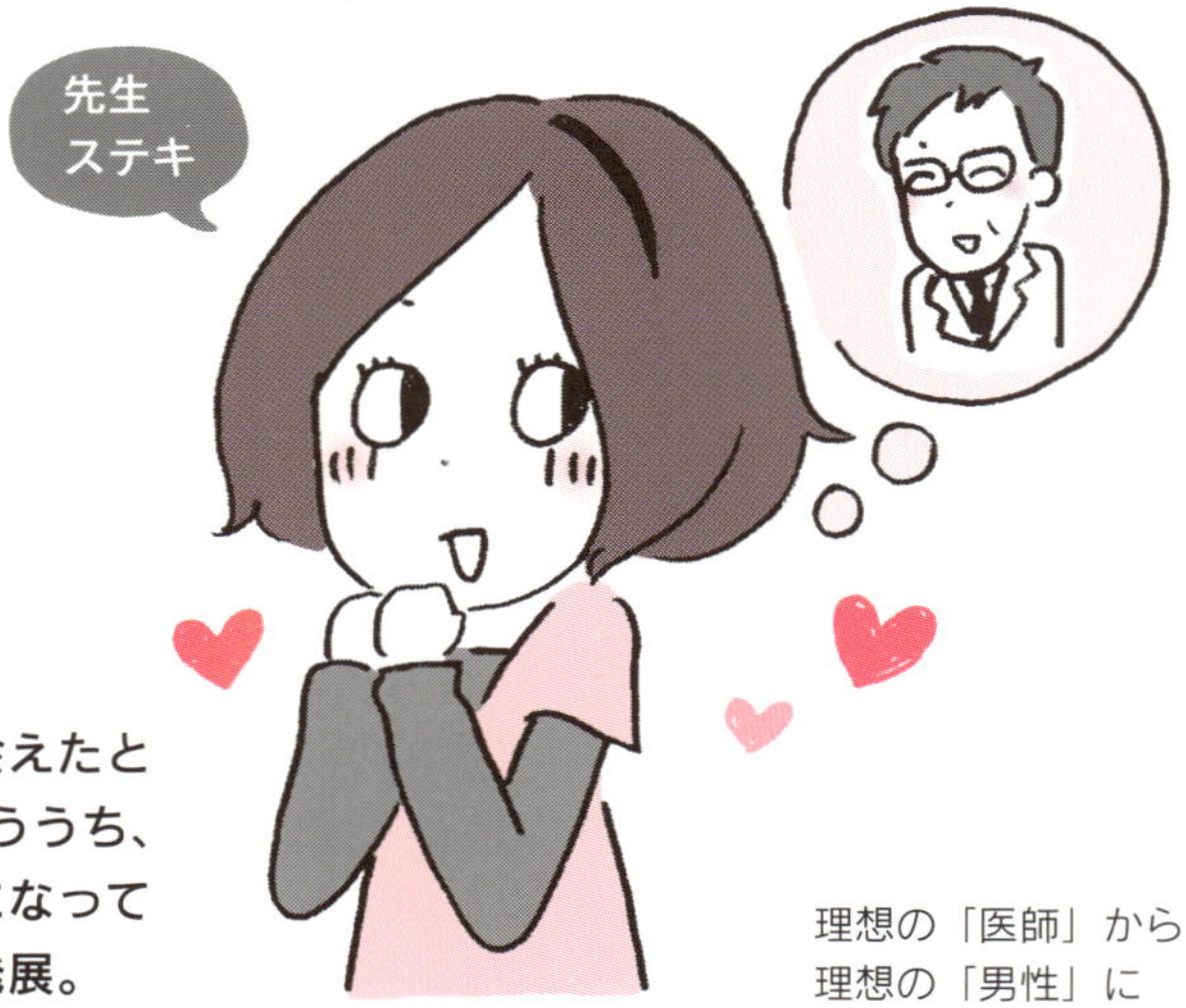

理想の「医師」から
理想の「男性」に

理想の男性だった

ようやく理想の医師に会えたと思ったDさん。何度か通ううち、すっかり信頼し、恋人になってほしいとまで気持ちが発展。

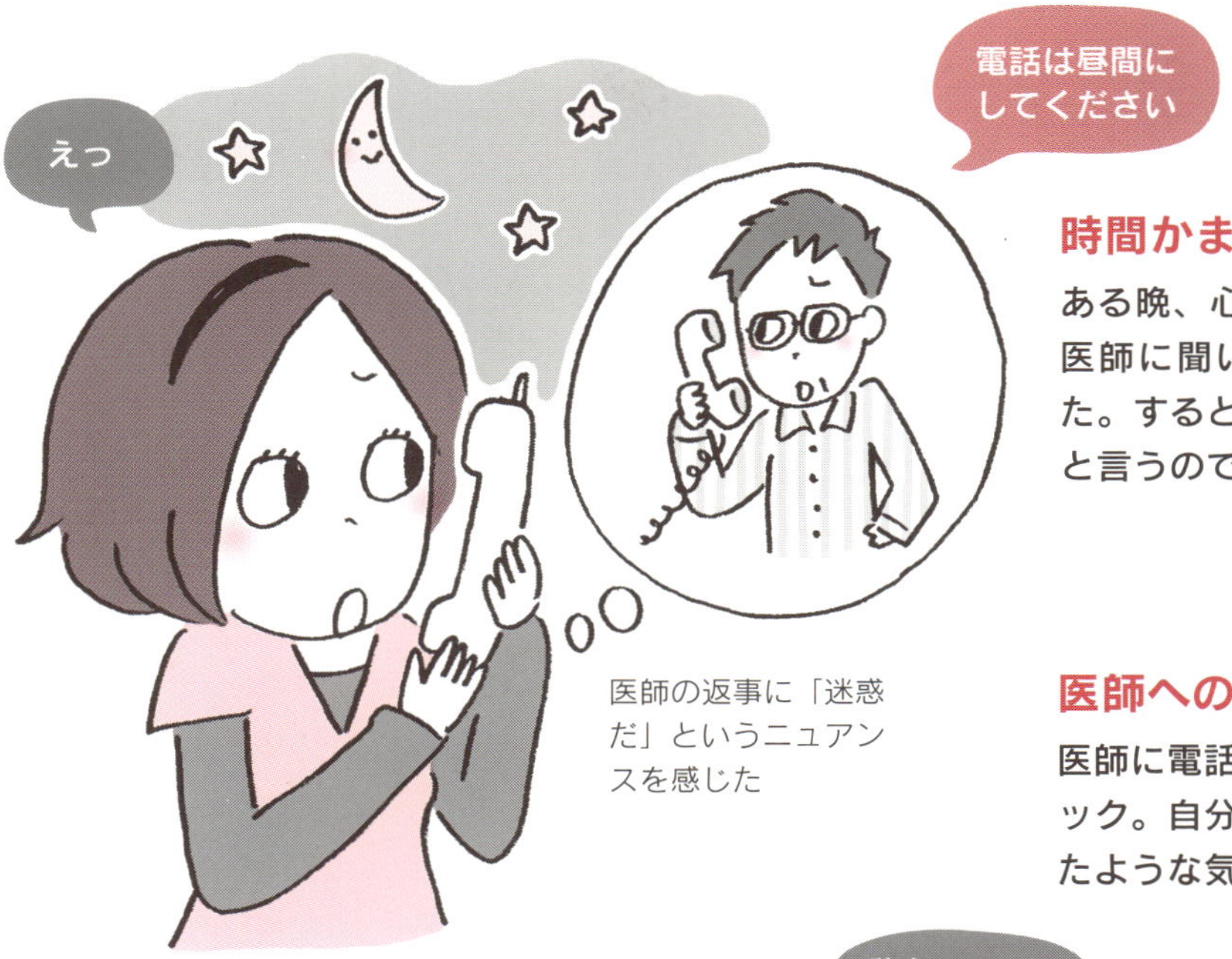
えっ
電話は昼間にしてください

医師の返事に「迷惑だ」というニュアンスを感じた

時間かまわず電話

ある晩、心が不安でいっぱいになり、医師に聞いてほしくて電話をしました。すると、今は電話を受けられないと言うのです。

医師への思いが激変

医師に電話を拒否されたことが大ショック。自分の存在さえ迷惑だと言われたような気になりました。

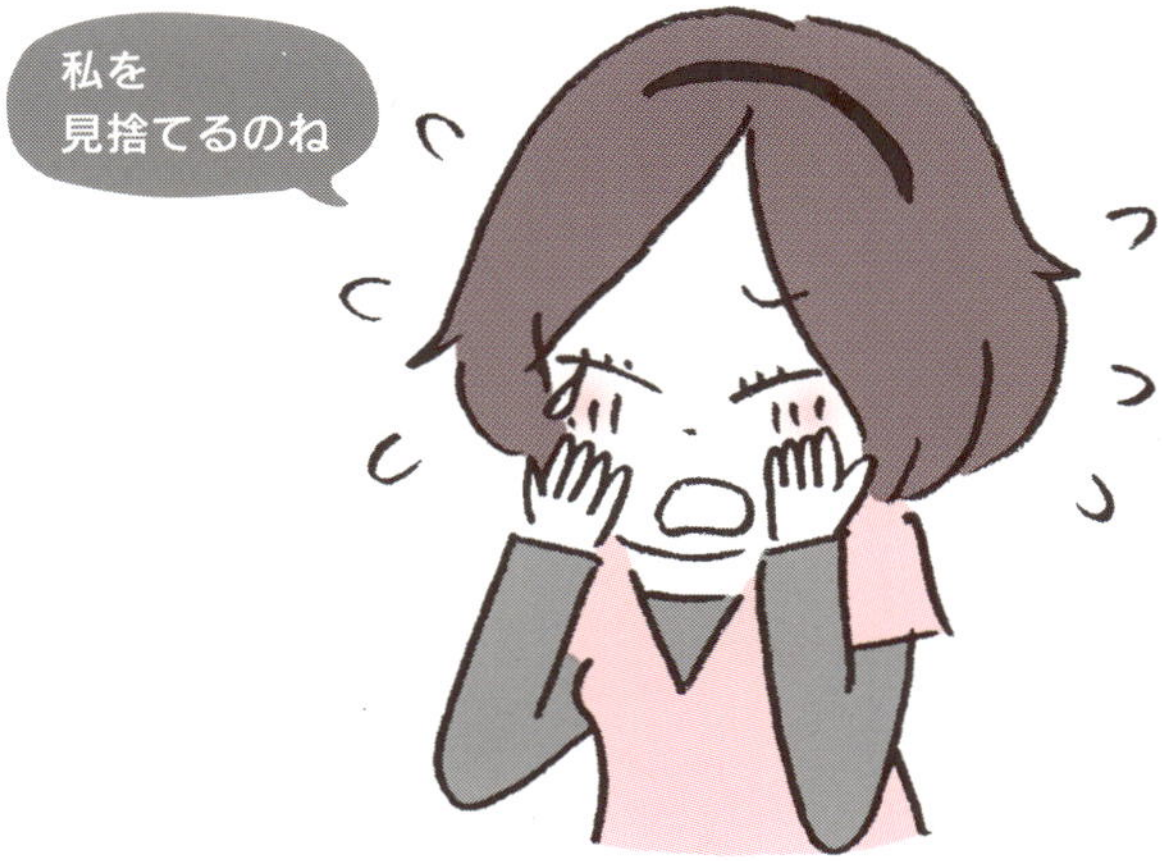
私を見捨てるのね

恋心は一気に冷めた

死を考えるようになってきた

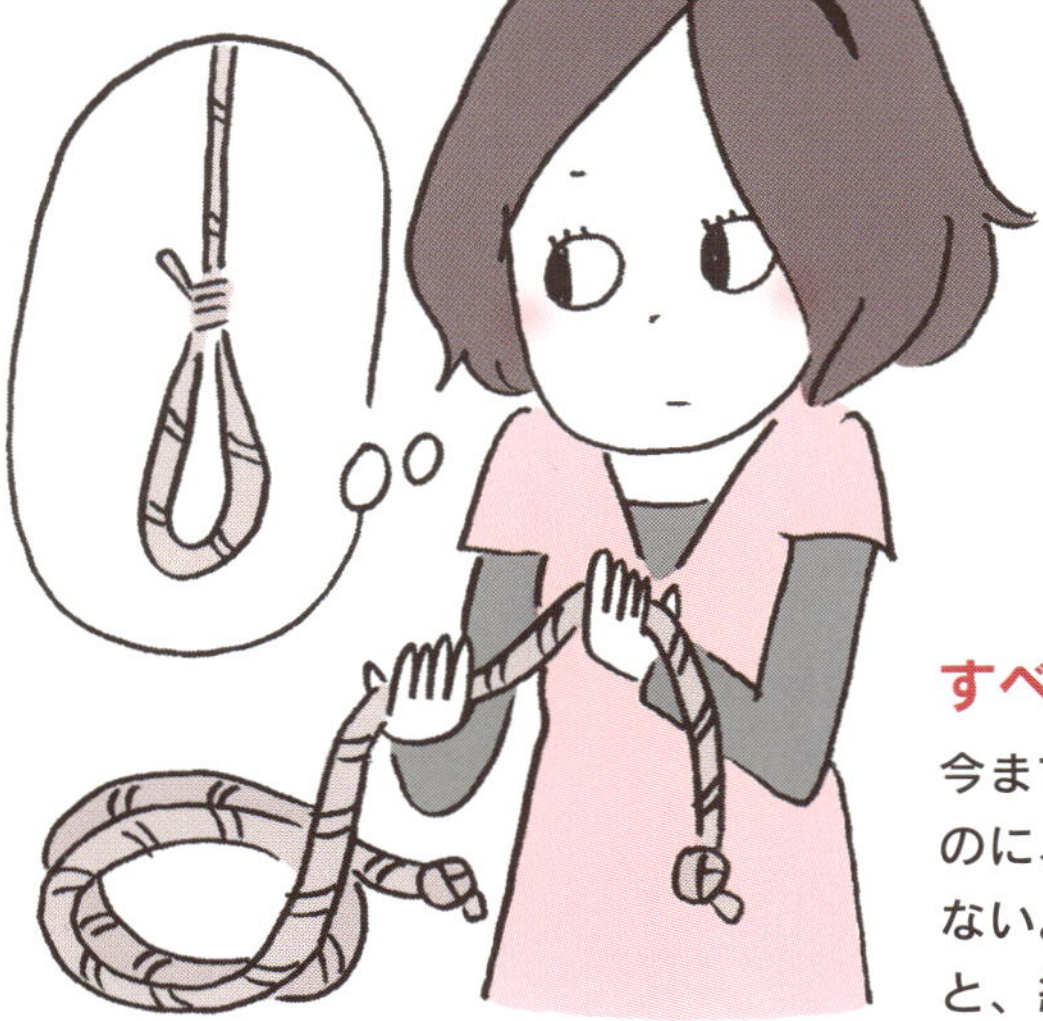

すべての人に絶望する

今まで何人もの医師に助けを求めたのに、誰も自分を治そうとしてくれない。生きていても、しかたがないと、絶望感を深めるだけでした。

すごく親切な医師がいい医師

気持ちが不安定で、見捨てられ不安が強い境界性パーソナリティ障害の人にとって、頼れる人は絶対に必要です。その対象は自分を診察してくれた医師になることが少なくありません。

医師にすがりつく

自分でなんとかしようとせず、医師になんとかしてほしいとすがりつきます。

いっしょにいたがる

決められた診察時間外でも側《そば》にいてほしがる。ストーカーのように医師を追いかける例も

電話をする

ひんぱんに電話をする例は多い。とくに訴えたいことがなくても、声を聞きたいだけで電話をする

自分のためになんでもしてくれる

治療のために訪れたクリニックや病院で、境界性パーソナリティ障害の人は、医師に助けを求めます。自分の話を聞いてくれ、困ったときにはいつでも自分に手をさしのべてくれることを期待します。医師は専門家ですから、頼れる存在として最適なのです。

いったん信頼できるとなったら、自分のために粉骨砕身つくしてくれることを望みます。時間もかまわず電話をしたり、異性の医師なら恋愛感情をもったりします。恋心を告白することもあります。

こうした要求にすべて応えてくれる医師が、いい医師ということになります。

最初、あまりに理想化するのは危険

自分のつらさを自分で引き受けられない境界性パーソナリティ障害の人は、その思いを引き受けてくれる人が現れたと、医師を頼りきります。医師の人柄や自分との相性も見ずに、信じ込んでしまいます。最初はカウンセリングも穏やかに進むでしょうから、ますます医師を理想化します。

しかし、へたな同情が破綻するのと同じ経緯をたどり、ささいなことで手のひらを返したように、医師への信頼がなくなることがほとんどです。かえって見捨てられ感が強くなり、人への失望が深くなっていきます。医師を替えるたびにそれがくり返されるのです。

救いは医師だけ

親も友人も職場の人も、誰も自分のことをわかってくれません。今や頼れるのは医師しかいないのです。

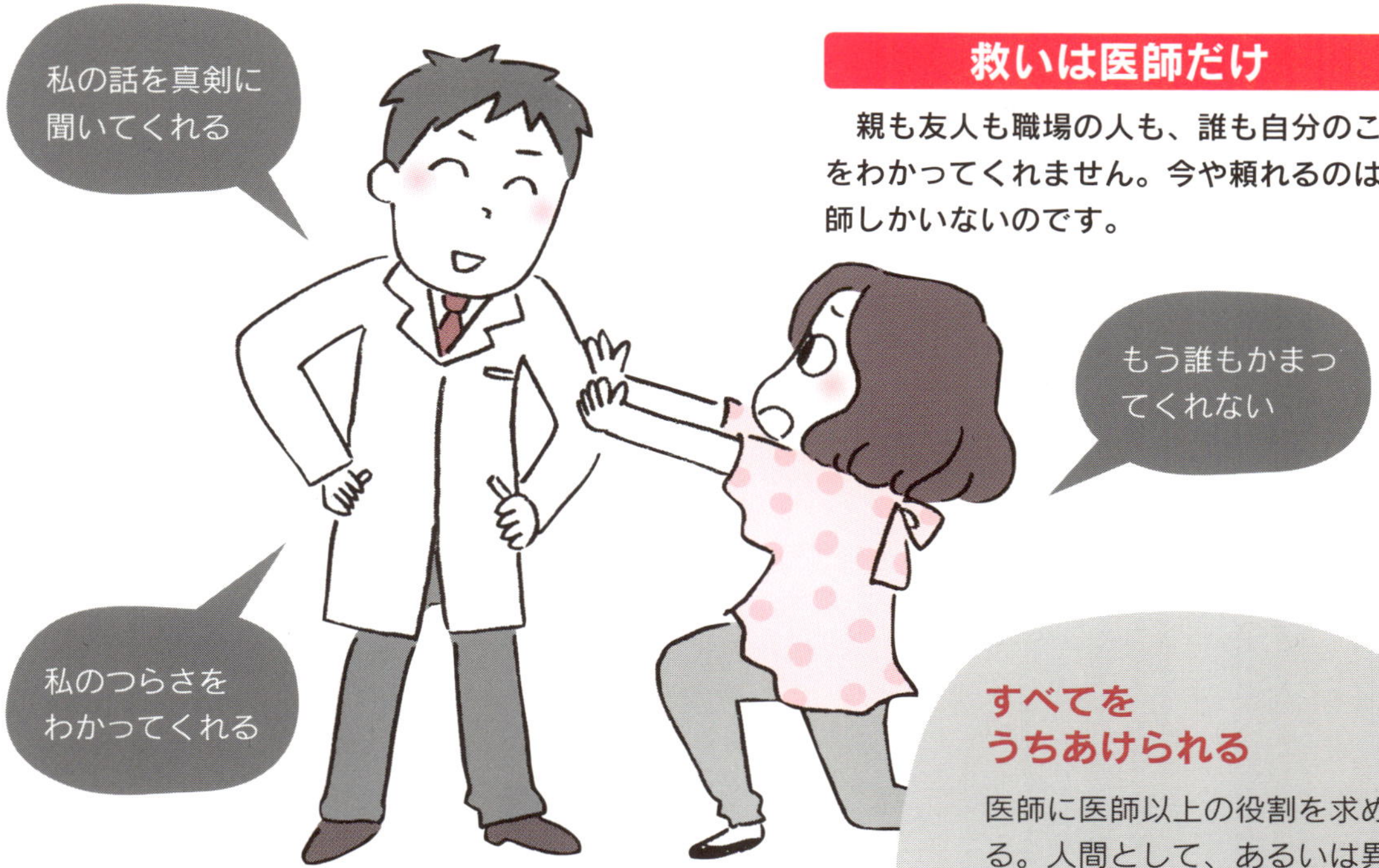
私の話を真剣に聞いてくれる
私のつらさをわかってくれる
もう誰もかまってくれない

自分を見捨てた親の代わりを求めている

すべてをうちあけられる

医師に医師以上の役割を求める。人間として、あるいは異性として、接してほしいと思う。症状の訴えだけでなく、あらゆることをうちあけ、応えてほしいと望む

特徴

医師に対しても「よい」か「わるい」かしかない。要求どおりに対応してくれない医師は、わるい医師

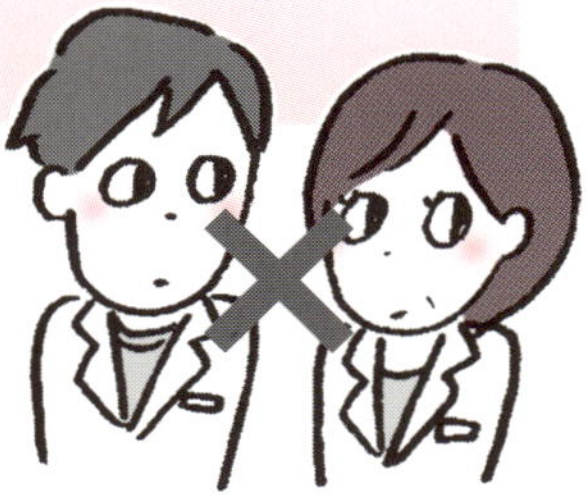

親身になってくれない医師は徹底的に酷評

ようやく巡りあった

信頼と不信をくり返し、医師を替える。そのつど、今度はいい先生だと思い込む。問診のために診察室に入った瞬間に決めつけるほど、思い込みは激しい

危険

これまでつらかったことや苦しかったことを一気に話すと、そのストーリーに自分自身が不安定になりかねない

こんな医師は信用できない

境界性パーソナリティ障害の人は、自分をよく見つめ、治療についてもよく調べています。診断や治療方針がはっきりしなかったり、予想と違っていたりすると、不信の念をいだきます。

不信の根拠とは

頭の回転が速く、カンのいい人が多いうえ、本を読んだり、ネットで検索したりして、よく調べています。

私を診たくないとわかる

カンがいい人が多い

見捨てられることに敏感。相手の感情の変化にすぐに気づき、診察を拒否されたと思う

医師側の事情

患者さんはひとりではないし、医師にも私生活はある。あまりに手がかかると、辟易したり、イライラしたり。その気持ちの微妙な変化を感じ取るのだろう

病名を言ってくれない

自己診断している

自分から「私はボーダーラインだ」とはっきり言う人も。その診断は概《おおむ》ねはずれていない

医師側の事情

最初から境界性パーソナリティ障害だとわからないことも多い。隣接した疾患や合併症が多く、断言できない。また、病名を告げることの影響が推し量れず、様子を見ていることも

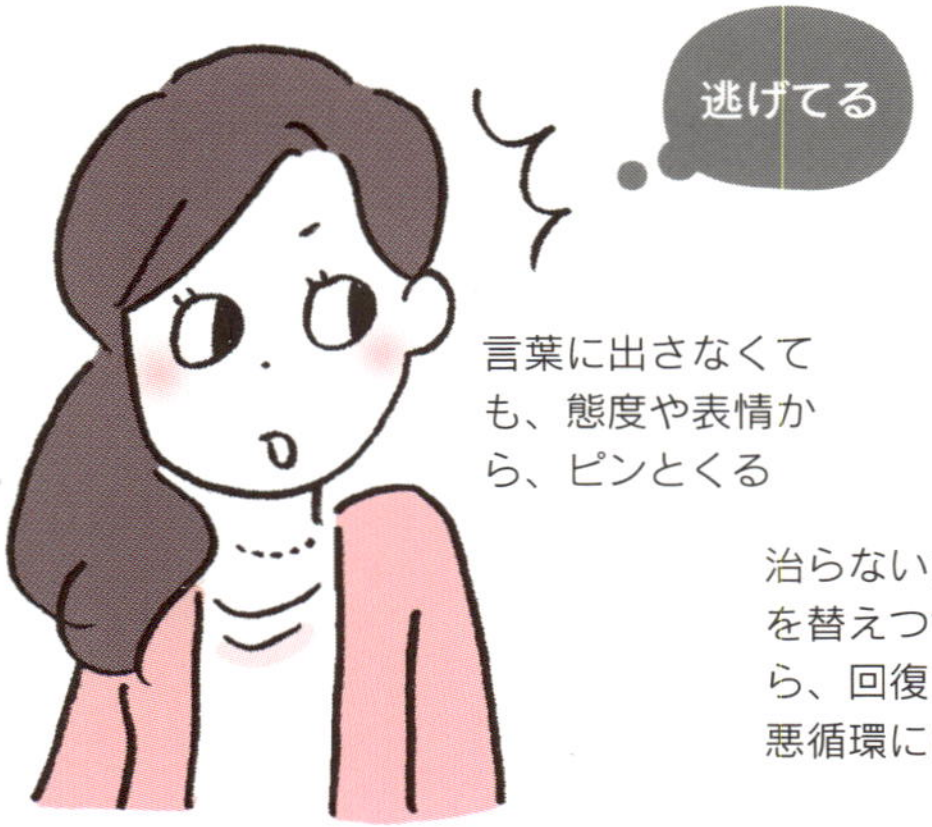
逃げてる

言葉に出さなくても、態度や表情から、ピンとくる

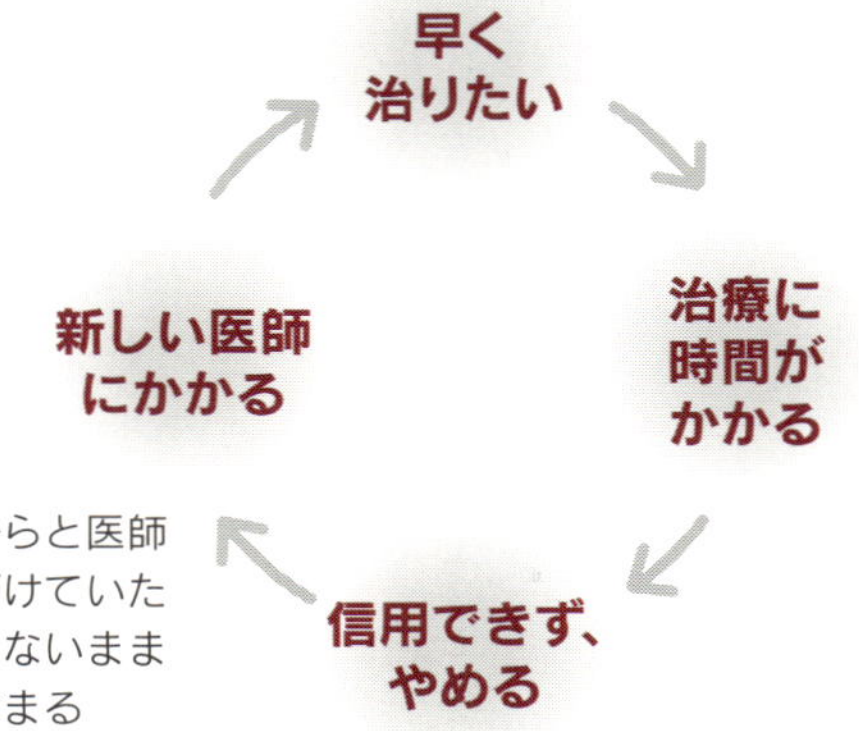
早く
治りたい
治療に
時間が
かかる
信用できず、
やめる
新しい医師
にかかる

治らないからと医師を替えつづけていたら、回復しないまま悪循環にはまる

予約時間がずれる。不在のこともある

↓

待たされたくない

誰もが、自分だけは特別にしてほしい、しっかり話を聞いてほしいと思っている。ほかの人も同じだとは考えない

↑

医師側の事情

問診が長引いたり途中で電話が入るなど、前の人が予定どおりに終わらないことは理解してほしい。自殺未遂などの緊急事態で不在になることも

なにもアドバイスをしてくれない

↓

期待する対応がある

泣いていたら「かわいそう」となぐさめてほしいし、困っていると訴えたら「なんとかしましょう」と引き受けてほしい

↑

医師側の事情

共感や同情は治療に役立たないとわかっているので、言わない。医師の前でただ泣いていれば落ち着くのを待つ。それを不満に思う人もいる

「治療」をしてくれない

↓

「治療」とは

自分の要求どおりに医師が動いてくれることが、本人にとっての「本当の治療」。ただ話を聞くだけでは、治療ではない

↑

医師側の事情

本人は緊密な人間関係を医師に期待する。しかし、ある程度の距離をおき、現実的な問題だけに対応するほうが回復に役立つという考え方もある

先生が時間を決めたのに、とイライラする

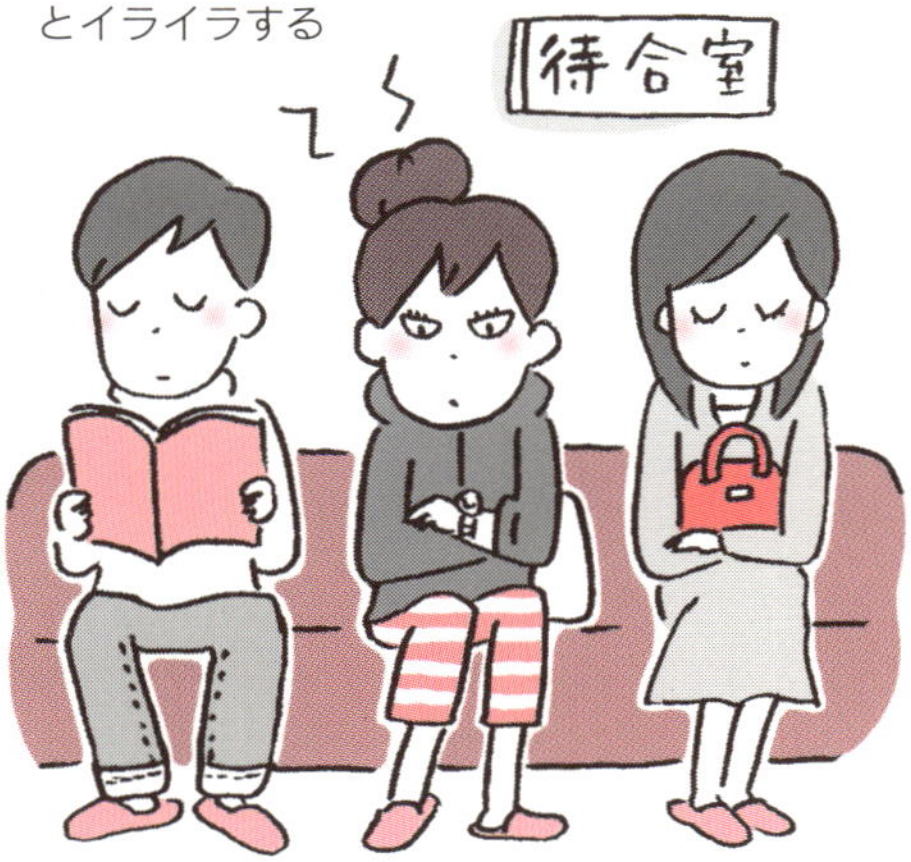

不信から治療が長続きしない

信頼していたのに一転して不信に陥る。手のひら返しのような不安定さは、境界性パーソナリティ障害の特徴です。しかし、その症状のために、治療が長続きしません。次々に医師を替え、そのたびに不信を深めていきます。

境界性パーソナリティ障害は人間関係の障害です。治療というと問診やカウンセリングが主体となりますが、そこでも人間関係の障害が現れてくるのです。

通院はもういや。入院もいや

今の医師のもとではよくならない。でも、これ以上新たな医師にかかっても、結果は同じだろうと、あきらめの気持ちがわいてきます。治療を続けることじたいに疲れ果ててしまうのです。

いやだと言う理由

状況を冷静に判断できず、気持ちのうえでいやだと言うだけ。それも症状のひとつです。

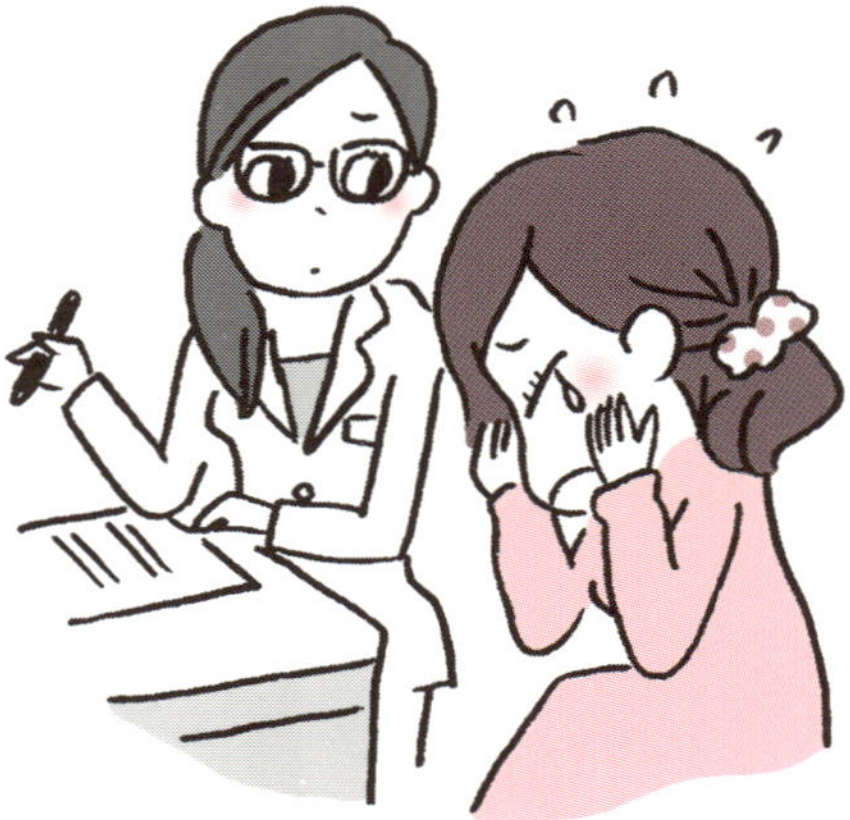

通院

医師に否定される

どうせ治らない

なにも言えず泣くだけでは意味がない

泣くだけで時間を過ごすのも、回復の一助になるのだが……

いや！

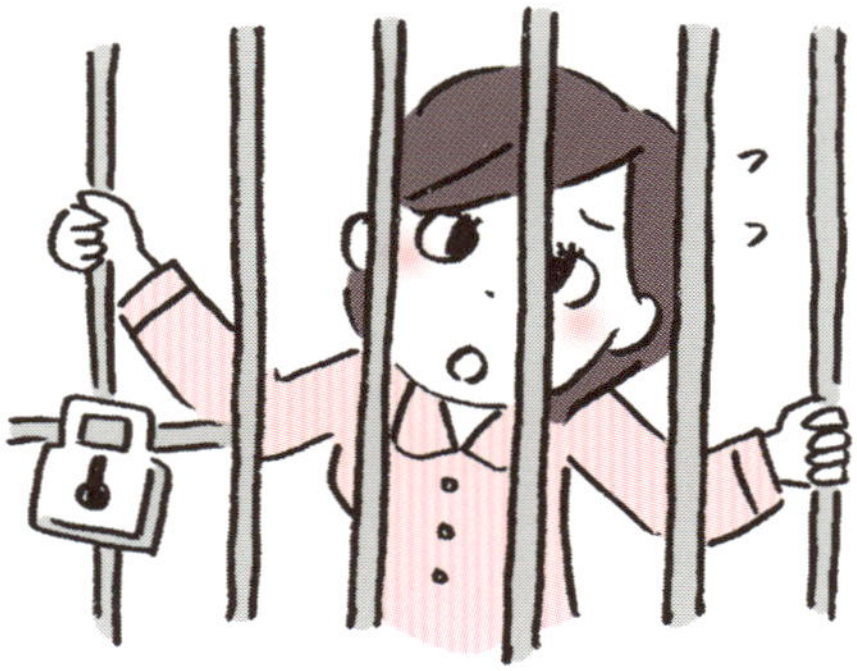

入院

隔離され放っておかれる

自由を拘束される

一生出られない

刑務所の独房のようなところを想像しているが、もっと開放的

境界性パーソナリティ障害の治療法はあるか

面接やカウンセリングが中心の精神療法をおこないます。そのほか、薬物療法、社会療法、家族支援なども検討します。

実際には、治療といっても薬物療法が専門になることが多いようです。不安、抑うつ、体調不良などの訴えに合った薬を探し、処方することを慣《なら》わしにしている精神科医です。

精神療法をおこなうにしても充分な時間がとれないことが一般的。負のスパイラルに陥って長期間改善しないまま。医師の苦労も並大抵のものではありません（新しい治療法は88ページ参照）。多くの医師は境界性パーソナリティ障害への対応ができず、そのため、治療を受けられる場が少ないのが現実です。

いやがる理由の多くは誤解

通院してもよくならない、医師になにも言えない、入院したら自由を奪われるなどの理由で、治療をいやがります。しかし、ほとんどが誤解です。

治療は同じ医師のもとで続けないと回復は望めません。医師との相性はあるでしょうが、一度通院を決めたら、あきらめずに通うことが大切です。

退院を拒む人も

入院中は万全な保護をしてもらえますが、退院すると社会に戻らなくてはなりません。不安から「退院したくない」と言う人もいます。

また、退院が決まると、「もう世話はしない」と言われたような気になり、病院に見捨てられたと思ってしまいます。

入院治療を考慮する

本人がいやがっても、入院の必要があるときは、家族や医師の判断のもとに、入院させることがあります。

規則違反

逃げ出す

病院内でリスカ

クレームをつけてばかりいる

スタッフを巻き込んで病院が混乱することも

職場や友人の間で起こしたトラブルと同じような混乱を病院内で巻き起こす。ほかの患者さんも入院しているので、境界性パーソナリティ障害の人の受け入れに躊躇《ちゅうちょ》する病院もあるのが実情

生命の危険性があるとき

自傷行為が度重なったり、自殺企図など、死に至る危険性があるとき。家族が暴力を受けたり疲労がたまったりしている場合も

病院の受け入れ
本人の気持ち

緊急度と本人の気持ちや病院の受け入れ事情を考慮して、入院を検討する

緊急度

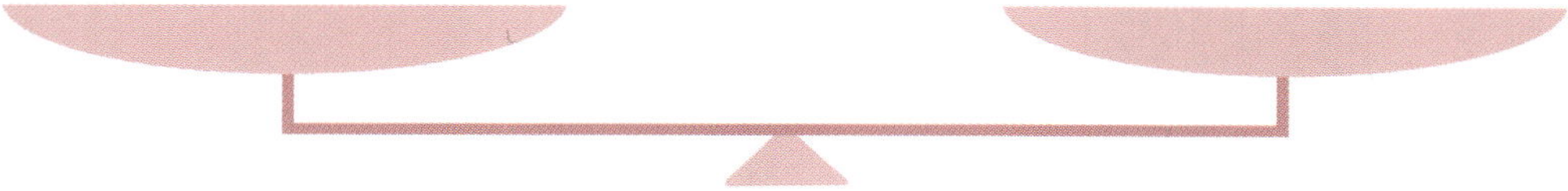

要望

家族をコントロールしてほしい

本人は医師に多くを期待し、いろいろなことを訴えますが、基本的に家族との関係は本人の問題。医師が家族に意見や叱責をすることはありません。ただし、患者が若く、虐待があるときは例外です。

くい違う思い

理解しあえずに、思いがくい違います。

家族は
甘えているだけ。言うこともやることもわがまま勝手なことばかり。皆がふりまわされて辟易している

本人は
つらさをわかってくれようとしない。自分を見捨てようとしていると思う

家族は
心配している。育て方に責任も感じるし、なんとかしてやりたいと思い、あれこれ世話をやく

本人は
自分を否定し、信用していない。だからいつも見張り、支配しようとしていると思う

思うようにならないと医師に期待する

謝ってほしい、自分にうるさく言わないで、見捨てないで、親子関係を改善したい……。本人は、家族への強い思いがあります。その期待どおりに家族に動いてほしいのに、家族に言っても聞いてもらえなかったり、言えなかったりします。

自分の言うことは聞かないけれど、医師の言うことなら家族も聞くのではないか。なにかにつけ頼りにしている医師をあてにします。境界性パーソナリティ障害の人特有の対人操作性に、医師を巻き込もうとするのです。

医師の体験談

親も医師も本人の言うなりに……

二五歳の女性。数回の面接の後に「森田療法を受けたい」と主治医に言う。専門医に紹介したが「期待していたほどではなかった」とすぐに戻ってきた。次に「T先生に診てほしい」と両親そろって頭を下げられ、同じ病院だしと、主治医を替わることにした。

数ヵ月後に戻ってきて、「M先生に」と言う。たびたび主治医が替わるのは治療によくないと言ったら、両親の目の前で手首を切ってしまった。動転した両親は土下座をして、娘の希望どおりにと言う。その状況に主治医を交替せざるをえなかった。両親も医師も、本人の思いどおりに動かされた。

くい違う見解

本人、親、医師、それぞれの気持ちから、互いへの見解がくい違うことが少なくありません。たとえば……。

本人の気持ち

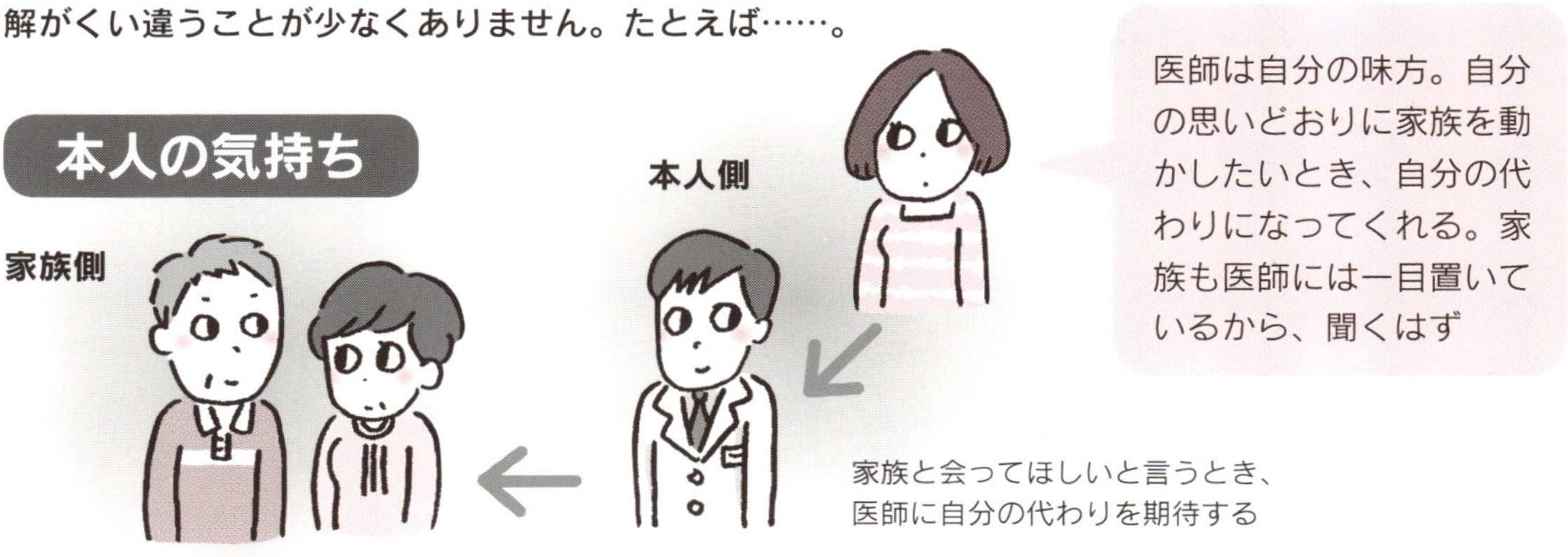
本人側
家族側
医師は自分の味方。自分の思いどおりに家族を動かしたいとき、自分の代わりになってくれる。家族も医師には一目置いているから、聞くはず
家族と会ってほしいと言うとき、医師に自分の代わりを期待する

家族の気持ち

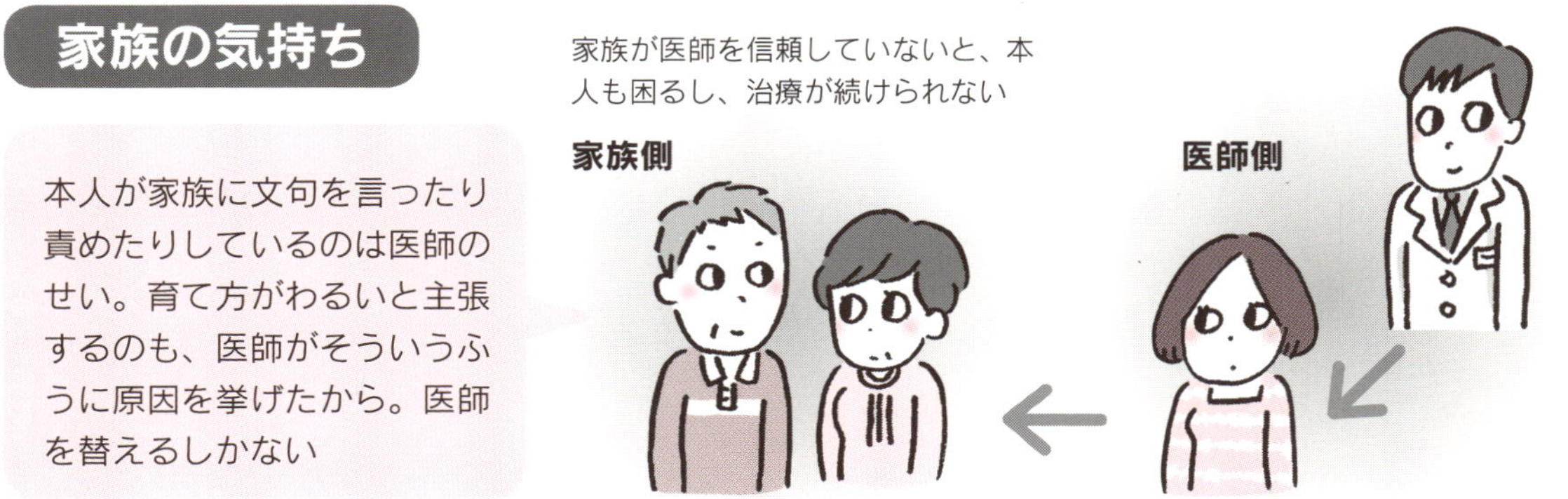
家族が医師を信頼していないと、本人も困るし、治療が続けられない
家族側
医師側
本人が家族に文句を言ったり責めたりしているのは医師のせい。育て方がわるいと主張するのも、医師がそういうふうに原因を挙げたから。医師を替えるしかない

医師の考え

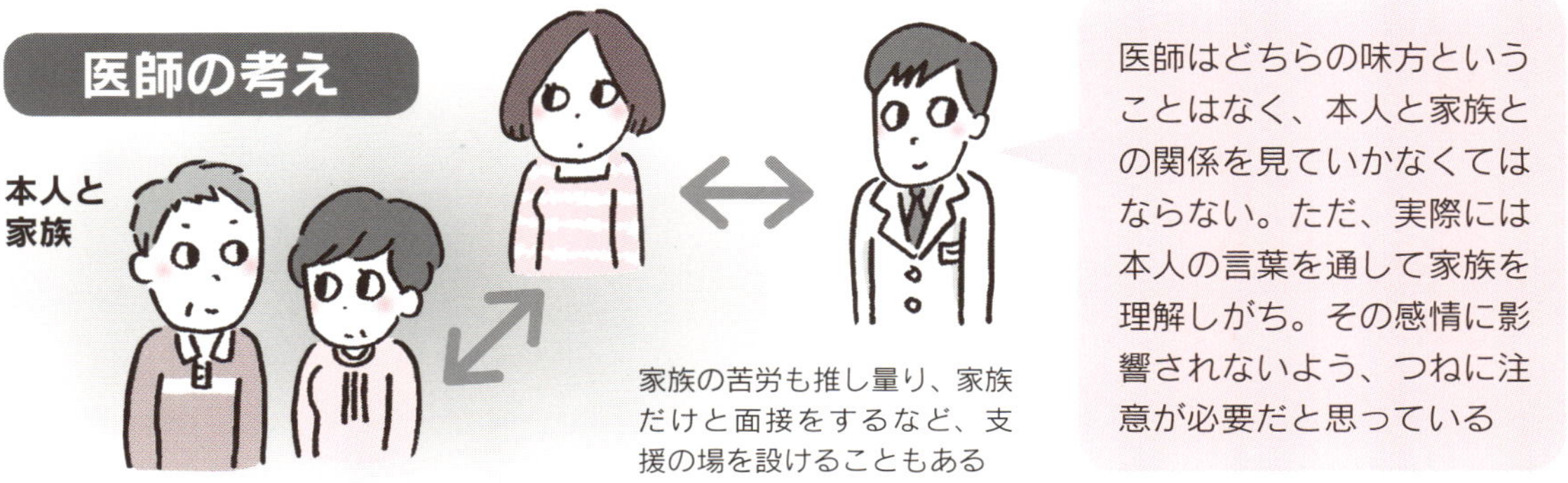
本人と家族
医師はどちらの味方ということはなく、本人と家族との関係を見ていかなくてはならない。ただ、実際には本人の言葉を通して家族を理解しがち。その感情に影響されないよう、つねに注意が必要だと思っている
家族の苦労も推し量り、家族だけと面接をするなど、支援の場を設けることもある

新しい治療法ーおとなの部分にアプローチする

これまでの治療法とは接し方が違う

境界性パーソナリティ障害の人にはトラブルを起こす困った人物という面だけでなく、もうひとつ別の側面があります。おとなの部分と幼児の部分とがひとりの人に存在し、ささいなきっかけで幼児化（退行）してしまうことです。

従来は幼児化して起こした行動にのみ注目し、対策を練っていました。しかし、その部分はとりあげず、おとなの部分にアプローチするやり方があります。おとなとして未熟だと不安を感じている「不全感」にアプローチするのです。

未熟なゆえの現実的な問題に焦点を絞り、それを支援すれば、一年足らずの治療期間で終了することもまれではありません。

従来の治療法と新しい治療法の違い

典型的な発病状況で接し方の違いを見ていきましょう。

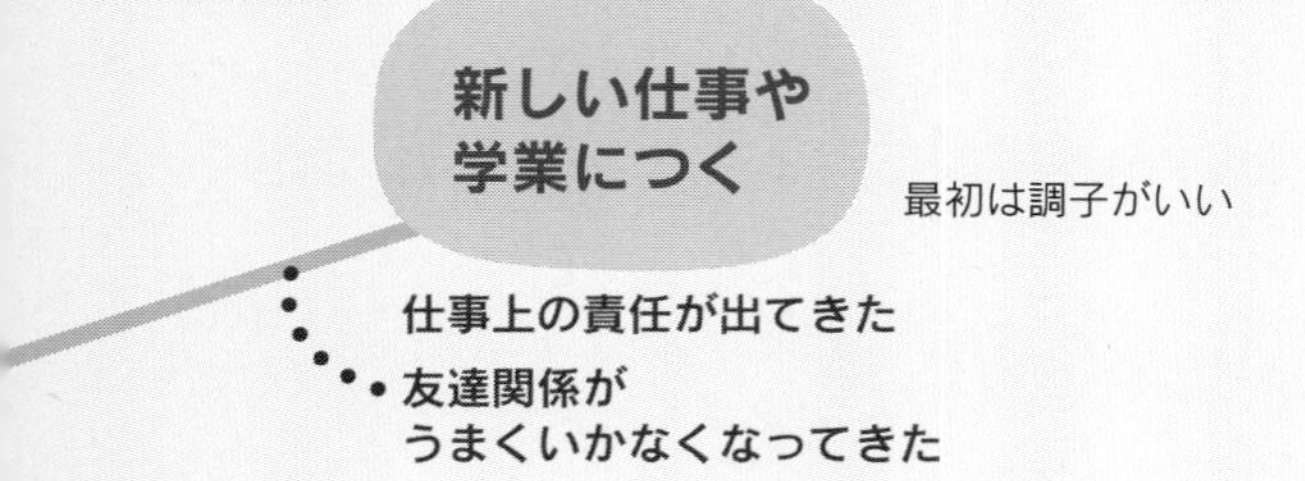
新しい仕事や学業につく
最初は調子がいい
仕事上の責任が出てきた
友達関係がうまくいかなくなってきた

ケース

24歳の女性。小学校のころに性的虐待をした父親に憤り、謝れと迫るが、父親は聞かない。手首を深く切り、受診。話を聞く。２年ほど前にある男性と知り合い同棲。本人の希望で医療系の資格をとるため専門学校に通いはじめた。しかし抑うつ的になり、自分を責め、学校を休みがちに。母親が家事を手伝い、本人を通学させようとしている。新しい考え方による治療で、１年で改善し、治療終了。

従来の方法

- 親子の関係に注目
- 自傷行為とは違った形の自己表現を支援
- 負のスパイラルに陥り、５年、10年かけても改善しない

新しい方法

- 専門学校に通う動機を明らかにする
- 通学に際し困難が生じたら、そうした心理的問題をかかえたとき人間はどうするかを話し合う
  「やめて次を探す」
- 本人の悩み（多くは周囲が続けるように説得）
  「やめたいけれどやめられない」
  軽蔑される　恥ずかしい　**不全感**
- 別にやめてもいいと伝える
  「やめるのは恥ずかしいことではない。次を考えるのはふつうだ」
- 本人が現実的に困っていることを明らかにする
- おとなの人格をとり戻してくる

新しい治療ではここに注目

おとなとして未熟だという不全感をもっているが、そのことに本人は気づいていない

医師の質問

「あなたは自分のしていることが完全じゃないと思い、それで不安になるのではありませんか」
「大学生として、友達として、会社員として、妻として、きちんと役割を果たしていない気がしていませんか」

本人の思考が整理される

本人は不全感をもっていることに、はじめて気づく。自分が不完全だと思う、だから認めてもらえない、不安だ、と考えがつながる

現実的な問題解決をアドバイス

退行のきっかけとなった現実的な問題を明らかにし、おとなの思考力をとり戻させる

自分のしたことが不安になる

これでよかったのか
自分はダメだと思われているんじゃないか

このあたりからおかしくなる

確認する

上司に　友達に　同僚に

はっきりとした返事がない
「それでいいんじゃない」と言われる

退行

幼児的な人格が出てくる
相手に依存的になる
確かな保証を求める幼児化した思考で「よいかわるいか」「白か黒か」と迫ってくるので、周囲の人は困惑する。度重なると「いいかげんにしてよ」と辟易する

従来の治療ではここに注目

いったん幼児化すると、おとなの部分が意識から切り捨てられ、子どもそのままになってしまう

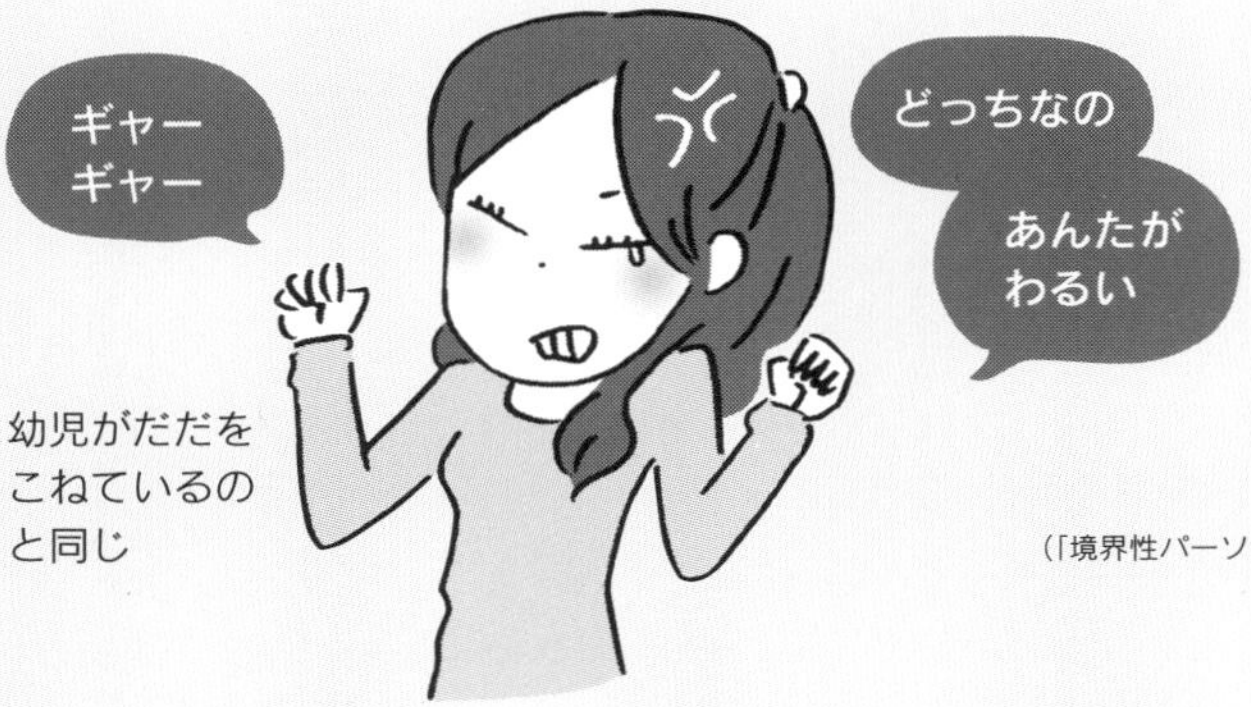
ギャー
ギャー
どっちなの
あんたが
わるい

幼児がだだをこねているのと同じ

新しい治療法の基本

1 原因は幼児期の母子関係だけではない。よって、幼児期だけを扱っていては長期化
2 情緒的・社会的な未熟さにより、おとなの感覚がしっかりしていない。容易に幼児化するのはそのため
3 本人が困っている現実的な問題を明らかにし、支援する

（「境界性パーソナリティ障害の治療ガイドライン」『精神神経学雑誌』第 112 巻第6号）

自分で解決していくしかないと思う

不安や怒りに混乱し、衝動的な行為に走る。それがまた本人を苦しめる——。感情や行動の不安定さは、人間関係のとらえ方の不安定さからきていると、気づくことから回復が始まります。

問題を自分の手にとり戻す

境界性パーソナリティ障害は人間関係の障害です。現実的な人間関係の場面で自信がなく、自分がどう評価されているのか、見捨てられたのではないかと不安になりやすいのです。その不安から回復できずに、時が経過するなかで、部分的対象関係(40ページ参照)をもった幼児の状態に陥るのです。

したがって、おとなの人格もまた一方ではあるのです。現実的な問題を明らかにし、解決の糸口をつかんでいくうちに、おとなの人格が戻ってきます。視野が広がり、他者の事情を考慮できるようになり、自然に自分で判断できるようになります。

他者を批判するのは簡単なこと。なんのために言っているのか、具体的にどうしてほしいのか、自問自答してみる

謝ってほしい

相手がそんなにわるいのか？　原因は相手にあるのか？

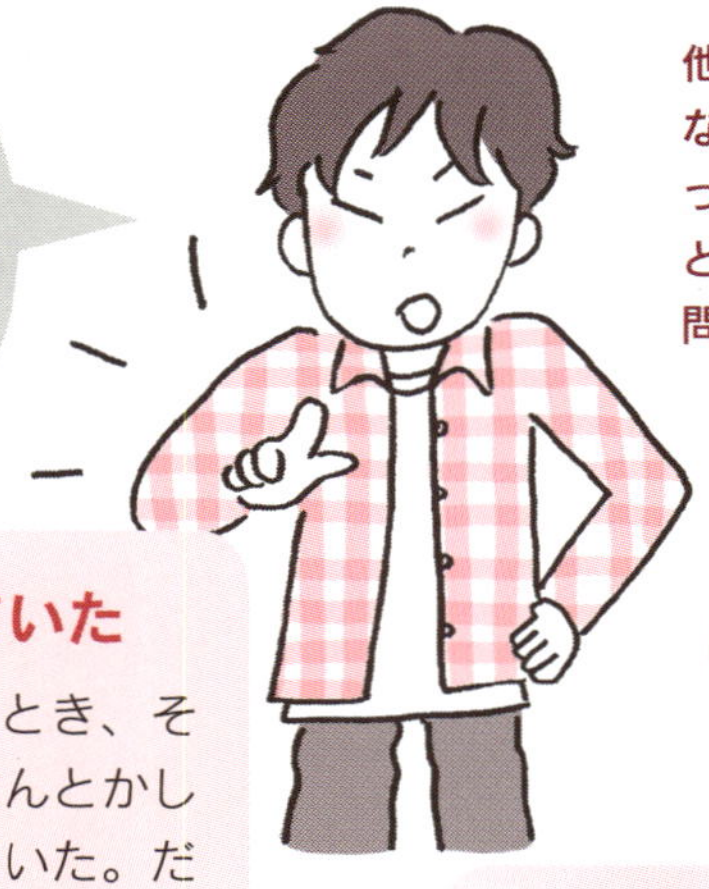

他者に解決を求めていた

「○○のせいだ」と言うとき、その言葉には「だから、なんとかして」という意味を込めていた。だが、他者が解決しようとしてくれる内容にも、満足できない。いつまでも責めつづけることになる

自分の極端さに気づく

白か黒、よいかわるい。他者に対して即決する。実際にはグレーもあるし、人は善悪両面もっているものだと受け入れられなくても、まずは、自分が極端な考え方をするタイプなんだと気づく

自分で解決していくしかないんだと、頭でだけでも理解しはじめる。心からそう思えるのはもう少し先かもしれない

考え方の変化

回復への道程は長く、階段をゆっくり一段ずつ上って行くように、少しずつ考え方が変わってきます。

自分で解決するしかない

問題は自分のなかにある。どうしてほしいか、ではなく、どうすればいいかを、もっともよくわかっているのは自分のはず

頼れるのは自分だけと思えるほど強くなっていないかもしれない。まずは過度に頼るのは、不安や失望のもとになると理解したい

他者に頼るのは確実ではない

頼った相手が突然いなくなるかもしれない。自分だけを見ているわけでもない。体調がわるいときもあるだろう。他者に頼ろうとしている限り、確実さや安定は望めない

誰かにぴったりくっつくのではなく、少し距離をとる。相手もふつうの生活をしているのだと思いやる。互いに尊重しあい、長くつきあうことができるだろう

他者には他者の事情がある

自分の思いどおりに動いてくれないからと責めるのは自分勝手だった。誠実な人であっても、それぞれ事情があり、自分のために四六時中つきあうのは無理だろう

たとえ自分の要求どおりに動いてくれなかったとしても、それは自分を見捨てたわけではないと気づく

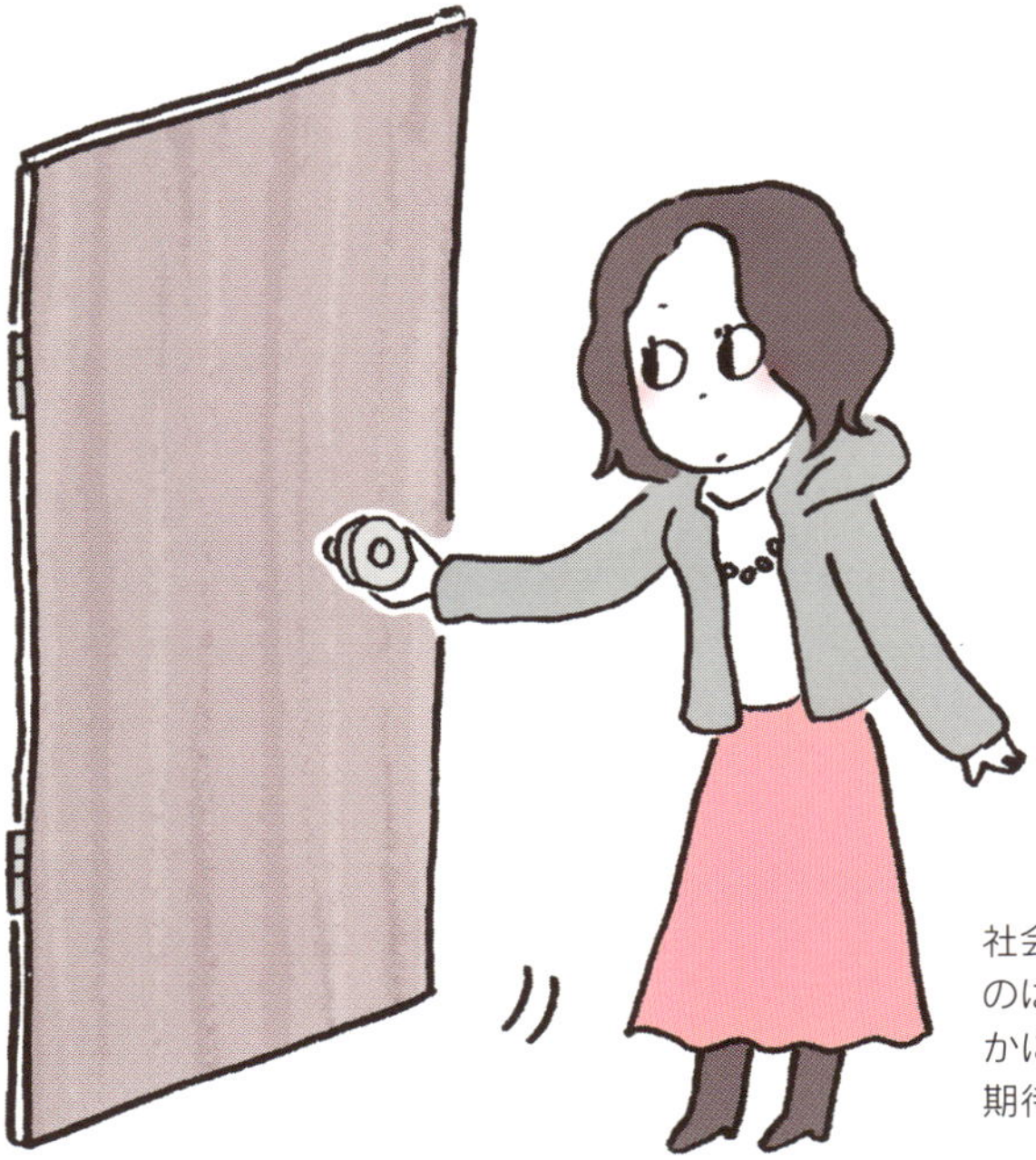

社会への扉をあけるのは自分。もう、誰かにあけてほしいと期待はしない

感情を抑えることができるようになった

視野が広がってくると、自分と周囲とのかかわりが見えてきます。相手の事情も考えず、ささいなことで泣いたり騒いだり……。感情にふりまわされていた自分に気づきます。

視野が広がる

視野が広がり、自分を外側から見られるようになると、回復が進みます。

きっかけや方法は人それぞれ

医師との面接は役立っているはずだが、それだけで視野が広がるわけではない。学校に行く、仕事をするなど、現実的にすることが大きい

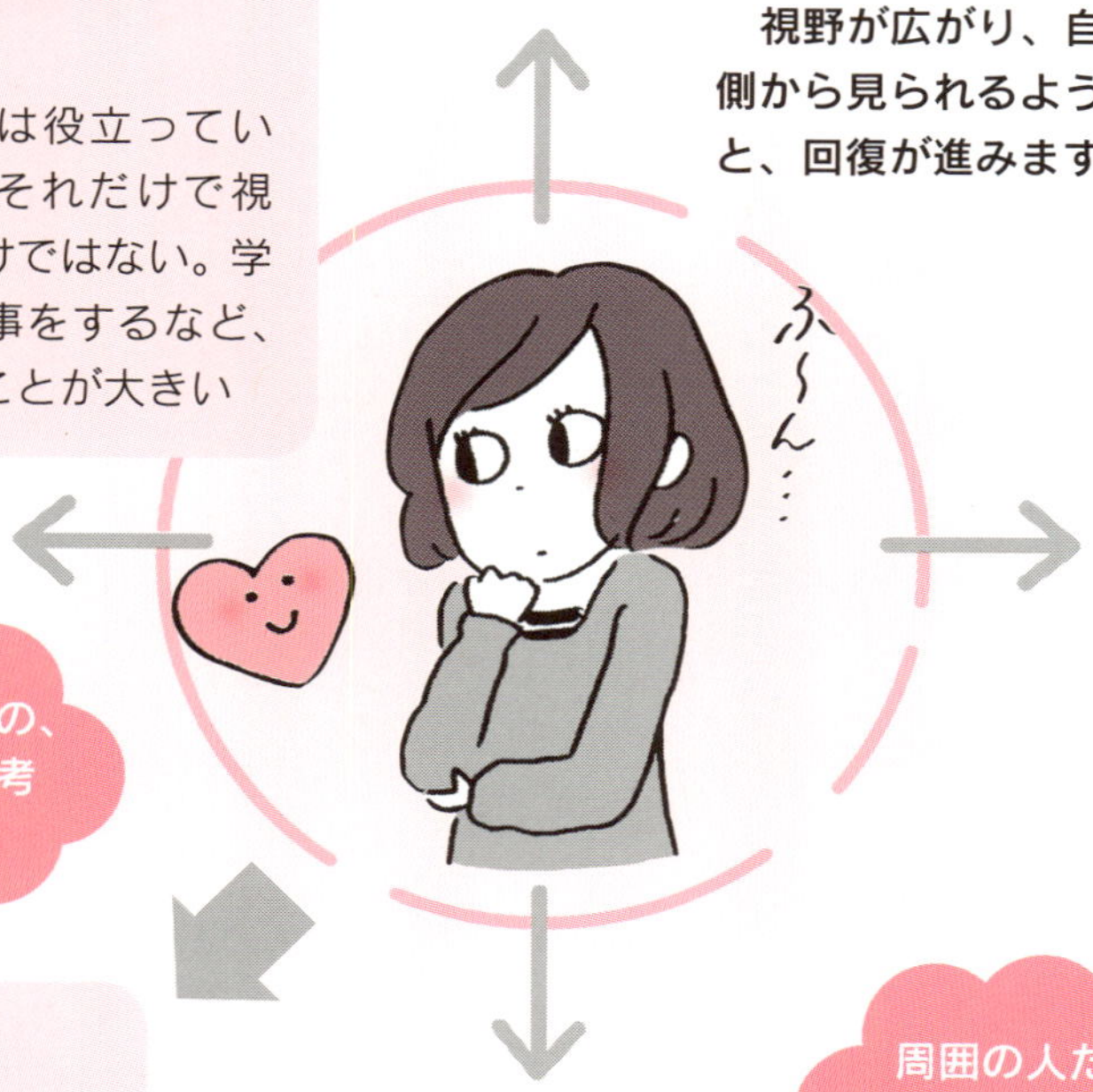

集団のなかでの、自分の言動を考えてみた

周囲の人たちの気持ちや思考に気づいた

落ち着いているときに、視野を広くすることを意識しながら、自分を客観的に見る。本来の自分はどんな人間なのだろう

治るとは

社会のなかで自立した生活ができるようになること

集団のなかでの自分を見る

境界性パーソナリティ障害の人は、自分のイメージがつかめない、社会での役割がわからないといった、アイデンティティの不確かさを感じています。

しかし、ひとりで考えていても、なかなかつかめません。

自分のイメージを安定させるには、集団のなかで自分がどのような位置にいるのかをとらえることが必要です。全体が見えてくると、個々が見えてきます。

そのためには集団に属さないとなりませんが、同年輩の集団は不安や緊張が生じやすいのです。最初はいろいろな年代の人がいる集団のほうが安全です。

自分で感じた変化

　ものごとや人への感じ方が変わったと気づきます。感じ方の変化とは、自分自身の変化なのです。それは回復してきている証拠。人間は成長しつづけ、変わることができるのです。自分が本来もっている力を信じましょう。

○○ができなければ死ぬ！と言っていた

↓

白黒決めつけずとも中間の考え方があると思う

そのほうが柔軟だし、おとな。自分も強くなれると思った

医師に恋愛感情をもっていた

↓

友情に変わった

すがりつくのではなく、信頼や親近感はもったまま落ち着いて話ができた

担当医ひとりに頼っていた

↓

他の医師や心理士などに相談できる

病院側の事情で医師の変更があったが、だいじょうぶだった

母親を責め、暴力をふるっていた

↓

事件を起こす夢をみた

母親を殺す夢をみた。以来、何度か似た夢をみるが、実際には暴力をふるわなくなった

欲求不満のタネを見つけて怒っていた

↓

欲求不満は解決しなくていいと思う

欲しいものをすべて手にいれるのは不可能。欲求ではなく目標にすればいい

恐怖や不安から自室にとじこもっていた

↓

新しい世界があると知った

知人に誘われて秋葉原に出掛けた。まだ知らない世界はいっぱいあると思った

ケース 5

自分でも役に立つと気づいたEさん

E さんのプロフィール

22 歳。本当は美術系の大学に行きたかったのに、親の反対で理工系の大学に入りました。しかし勉強する気が起きないと言い、大学を中退。感情が不安定で、ひどく落ち込んだり、いきなりキレて親を殴ったりもします。

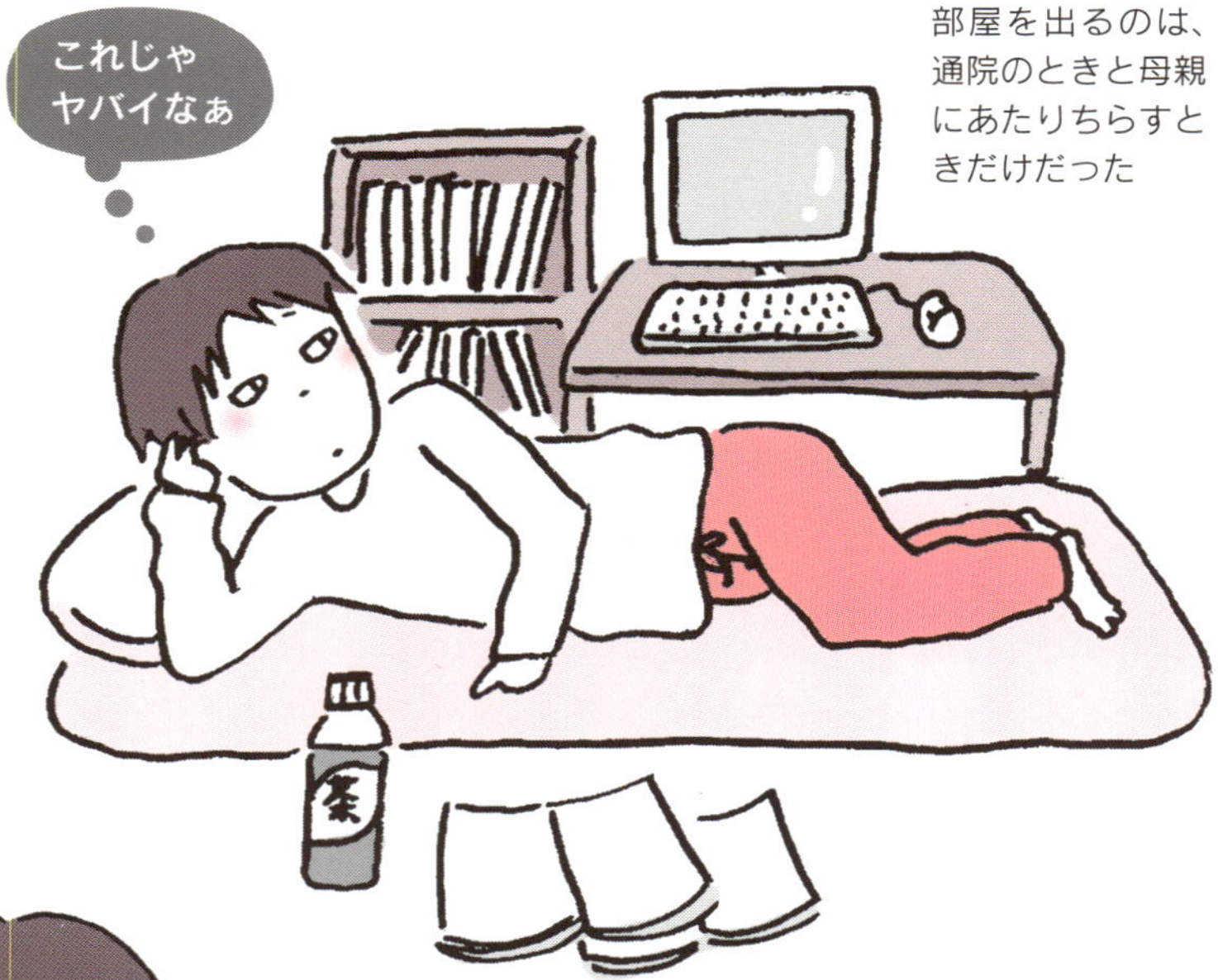

部屋を出るのは、通院のときと母親にあたりちらすときだけだった

鳥肉を串に刺す作業を黙々と続けていた

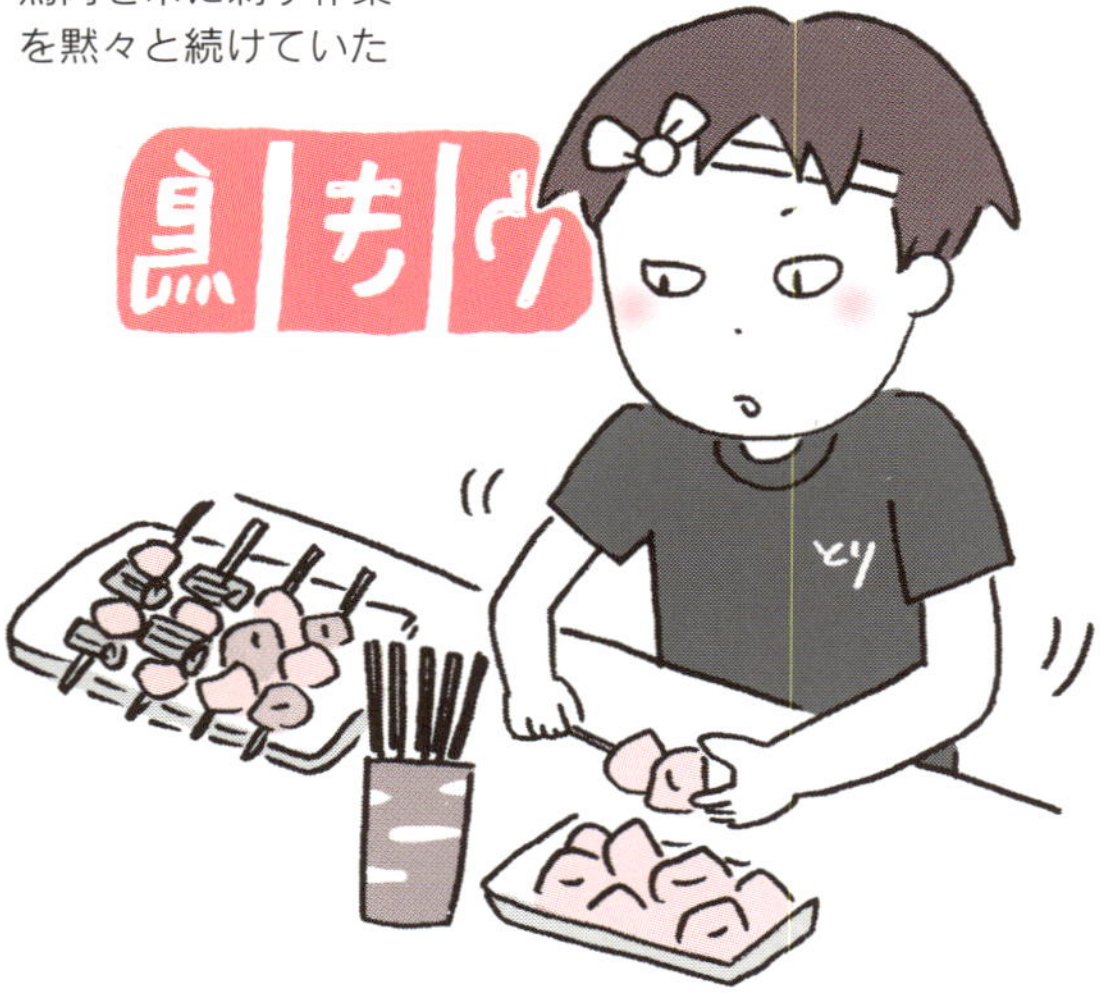

このままでは「人生終わる」

だるくて体を動かせないと、部屋にこもる毎日。なにをするわけでもなくダラダラ過ごしていました。ところが、このままではダメだと思い立ったのです。

アルバイトを始める

親の紹介で、近所の焼き鳥屋でアルバイトをすることになりました。「仕事はおもしろくもないけれど、単純作業だし、まあいいか」と、しばらく続けることに。

声をかけられた

ある日、だるくてバイトを休んでしまいました。翌日、がんばって出勤したら、店長から声をかけられ、驚きました。昨日は焼き鳥の串刺しをする人がいなくて、大変だったというのです。

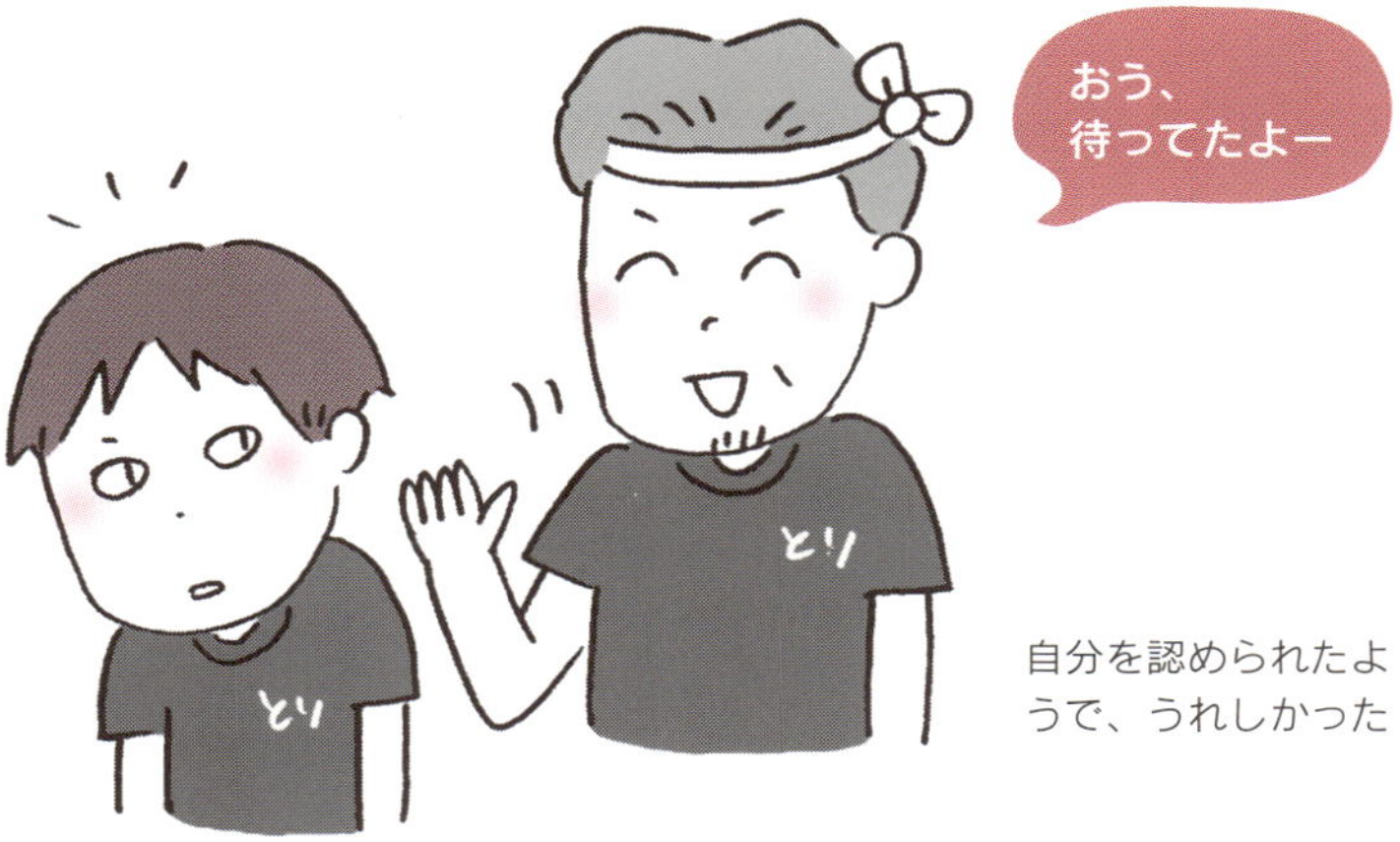
おう、
待ってたよー

自分を認められたようで、うれしかった

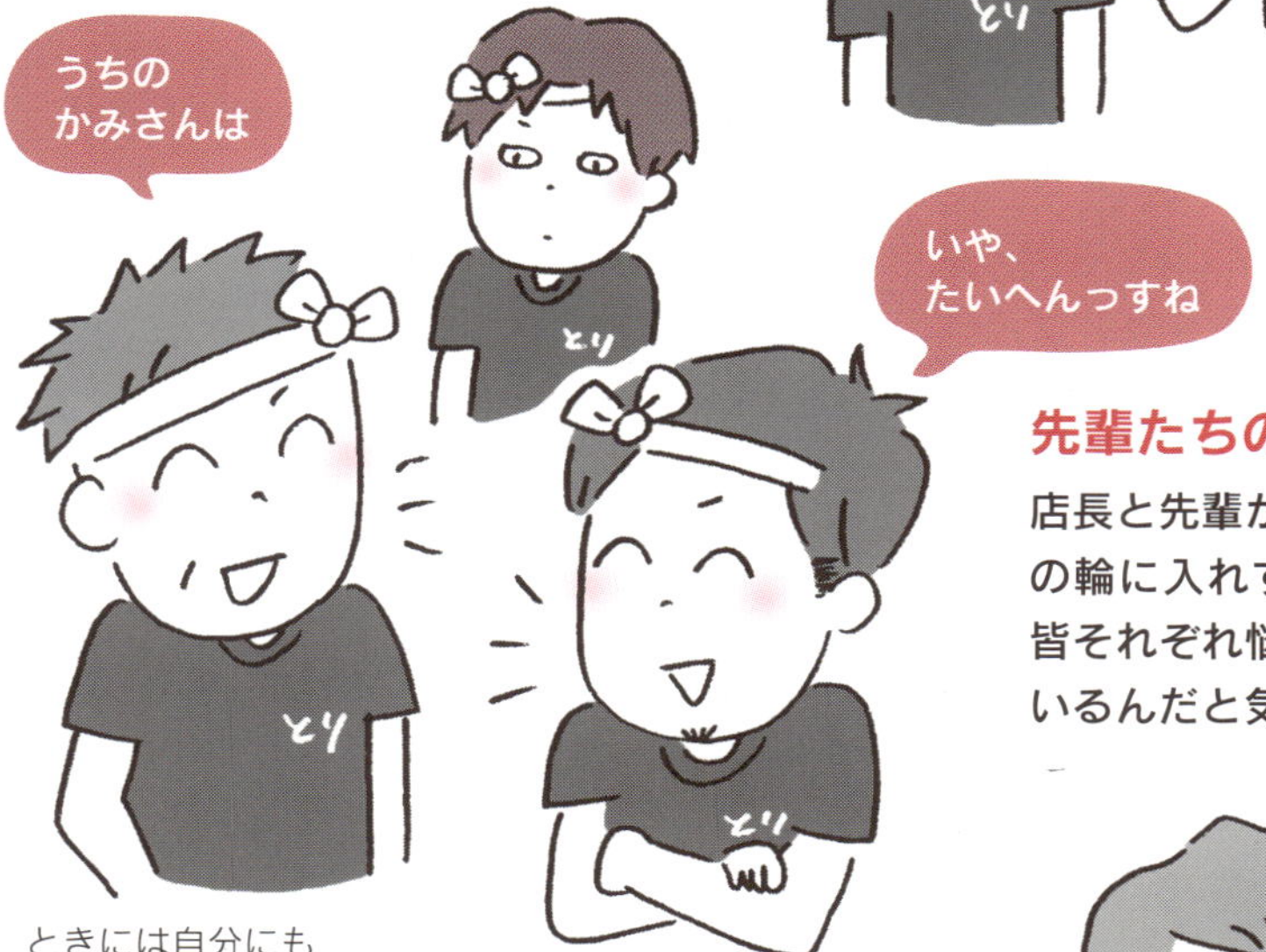
うちの
かみさんは
いや、
たいへんっすね

ときには自分にも話しかけてくれる

先輩たちの話を聞くだけだが

店長と先輩が立ち話をしています。話の輪に入れず聞いているだけですが、皆それぞれ悩みをかかえたまま働いているんだと気づきました。

あいさつができるようになった

少し恥ずかしいけれど、思い切ってあいさつをしました。返事をしてもらえなかったらどうしようと不安でしたが、取り越し苦労でした。

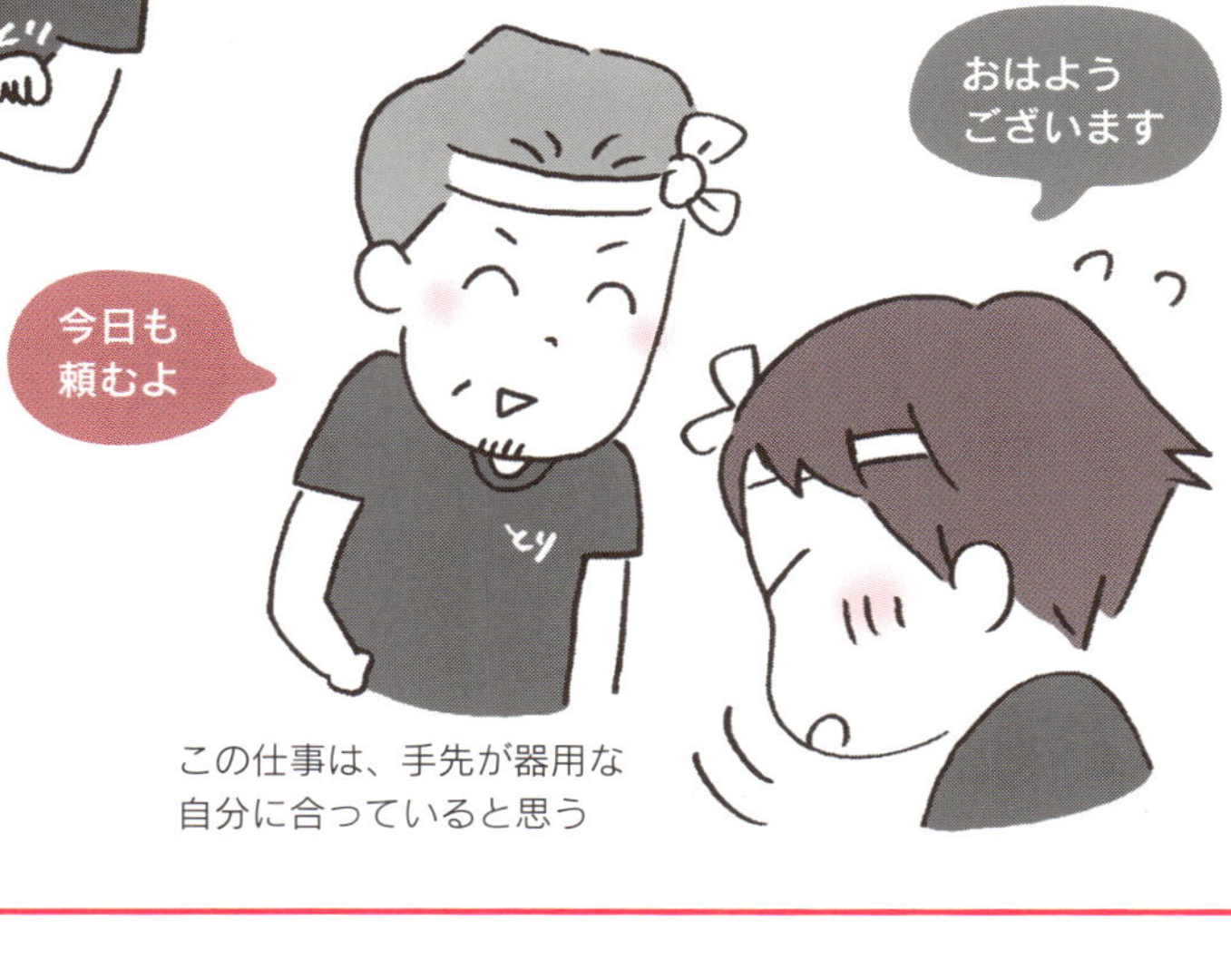
おはよう
ございます
今日も
頼むよ

この仕事は、手先が器用な自分に合っていると思う

ケース６

中断した進学の途に戻ったＦさん

Ｆさんのプロフィール

19歳。がんばって受験勉強し、ようやく入った高校になじめず不登校から中退に。「こんな人間にしたのはお母さん」と責め、「死ぬ」と大騒ぎ。同級生は卒業し、大学へ受かった人もいるのに、自分にはなんの学歴もないと泣きます。

手首は傷だらけ。そのたびに母親は心臓が縮み上がる思いをする

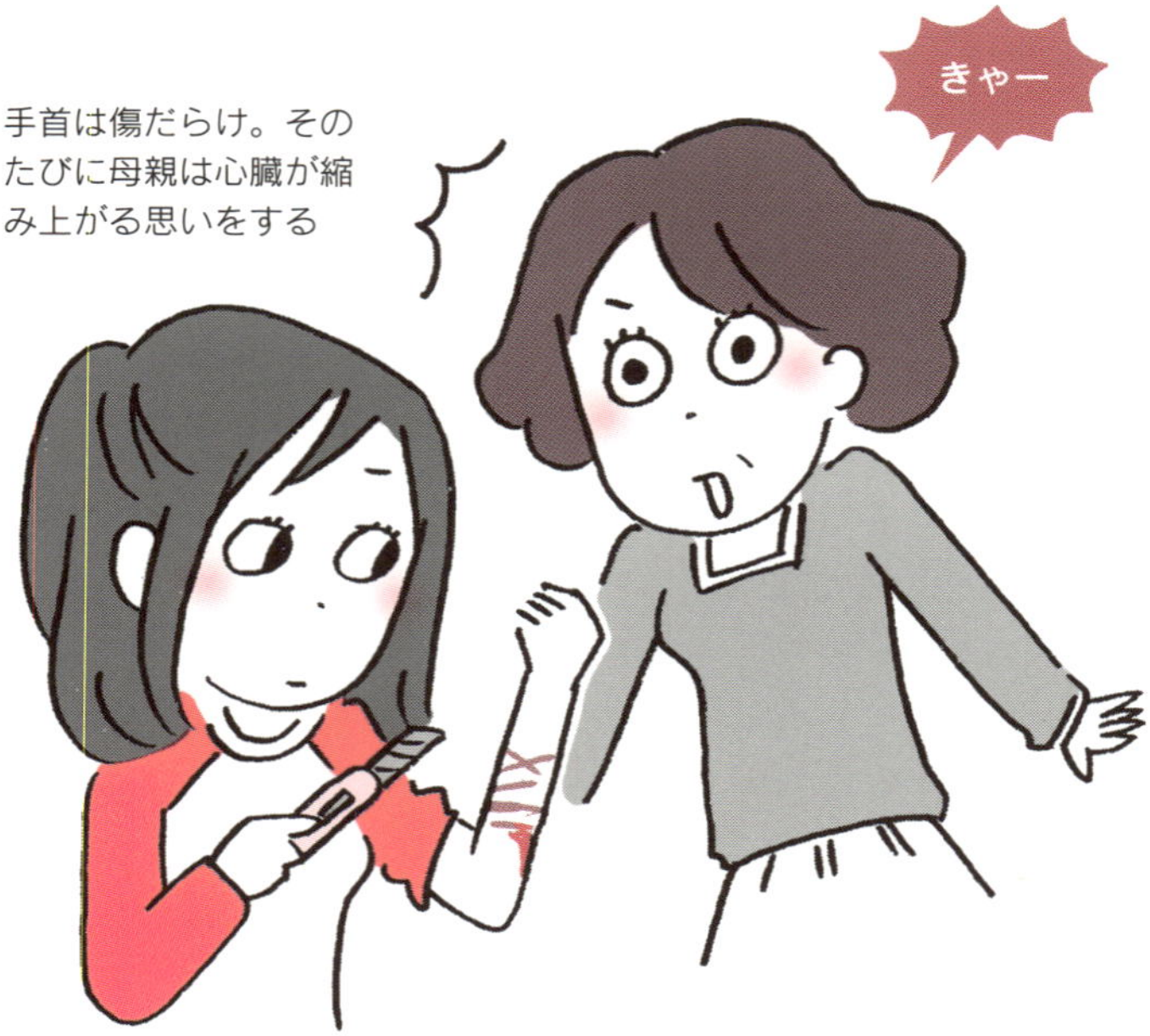

リストカットに母親はびっくり

泣いたり騒いだりする毎日で、またリストカットをしたＦさん。母親はできることはなんでもしているのに娘は荒れるばかり。自分が身を切られるようにつらいと言います。

うつろな表情で寝込んでいる。こんな日々がいつまで続くのか……

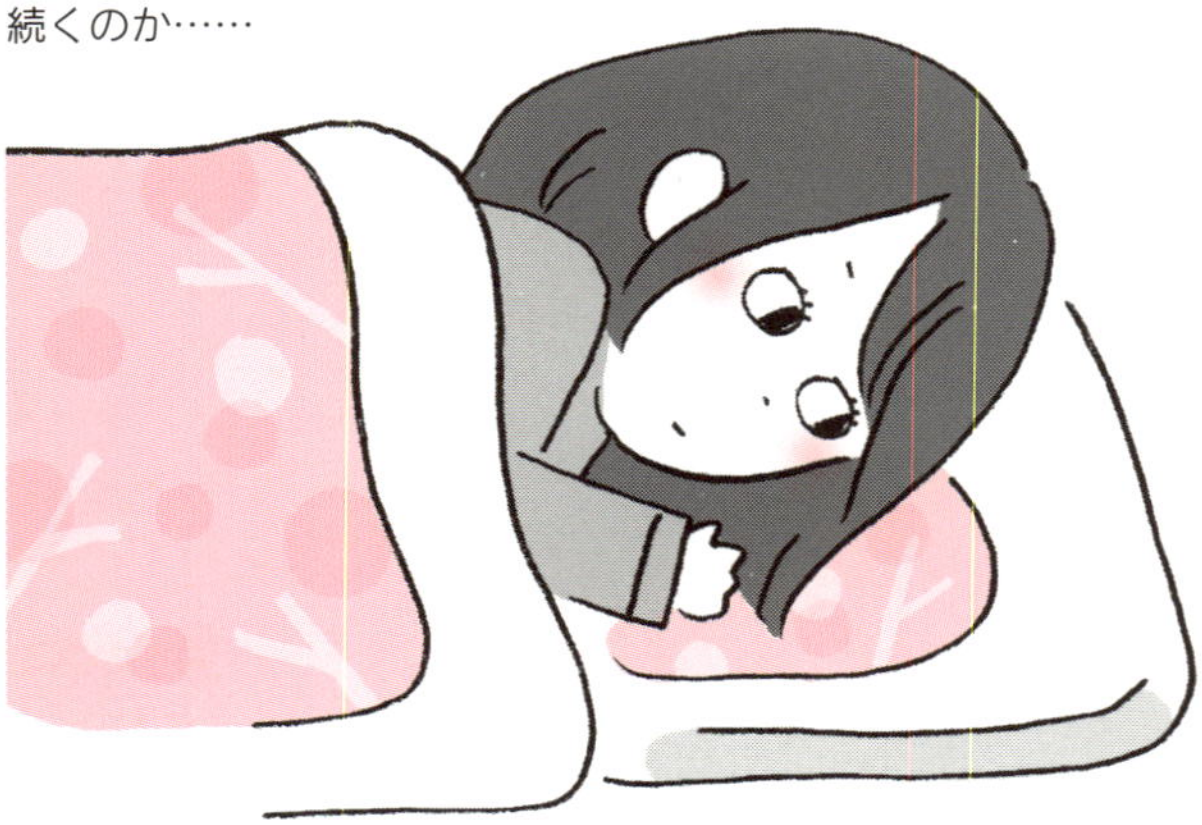

将来を悲観し、寝込む

Ｆさんは、カウンセリングに通っていますが、高校中退してからすでに３年。「私は人生の敗北者だ」と、ふさぎこんでいるだけです。

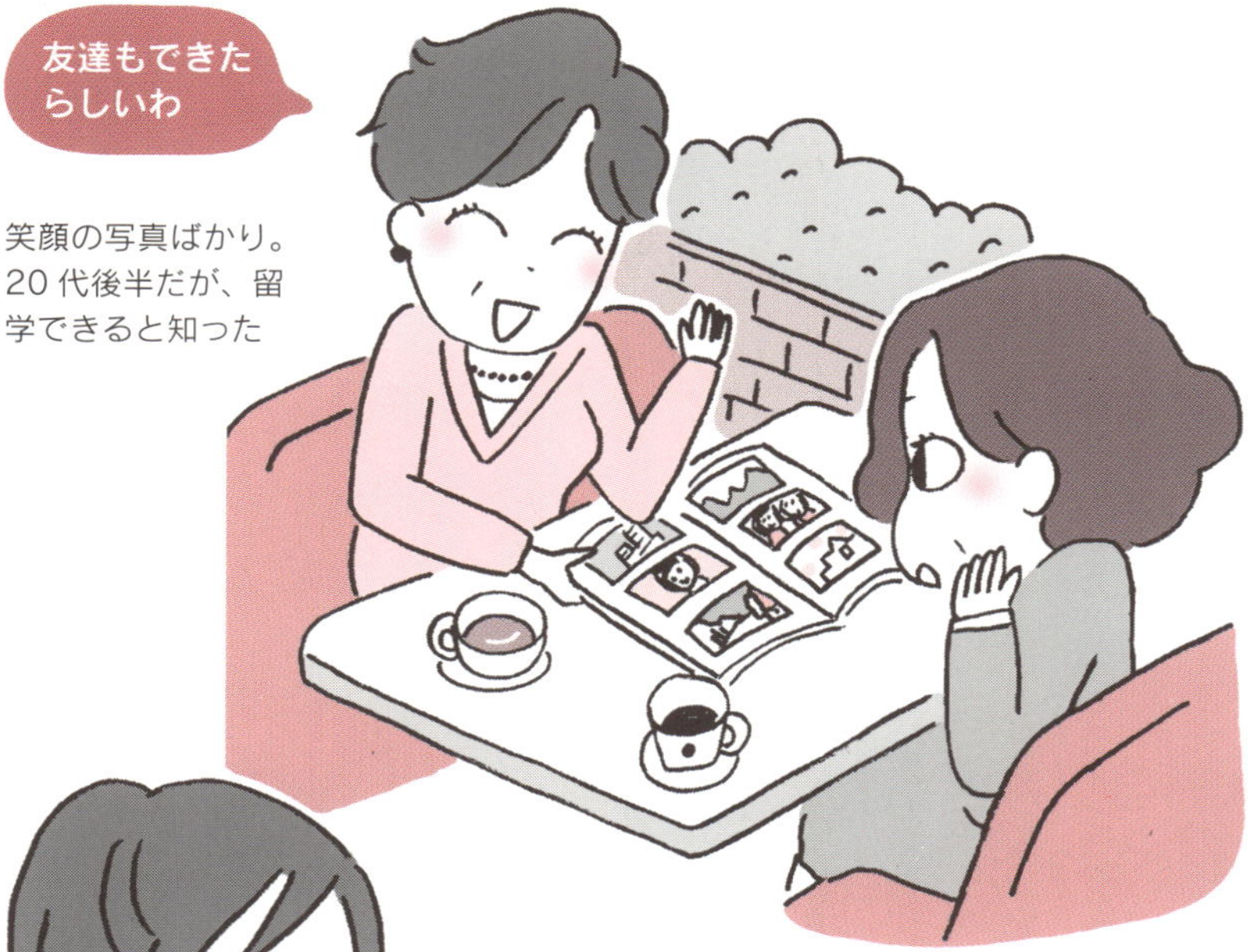
友達もできたらしいわ
笑顔の写真ばかり。20代後半だが、留学できると知った

留学した子の話を聞く

ある日、母親は友人から興味深い話を聞きました。やはり同じように不登校になった娘さんがいたのですが、カナダに留学させてから見違えるように元気になったというのです。

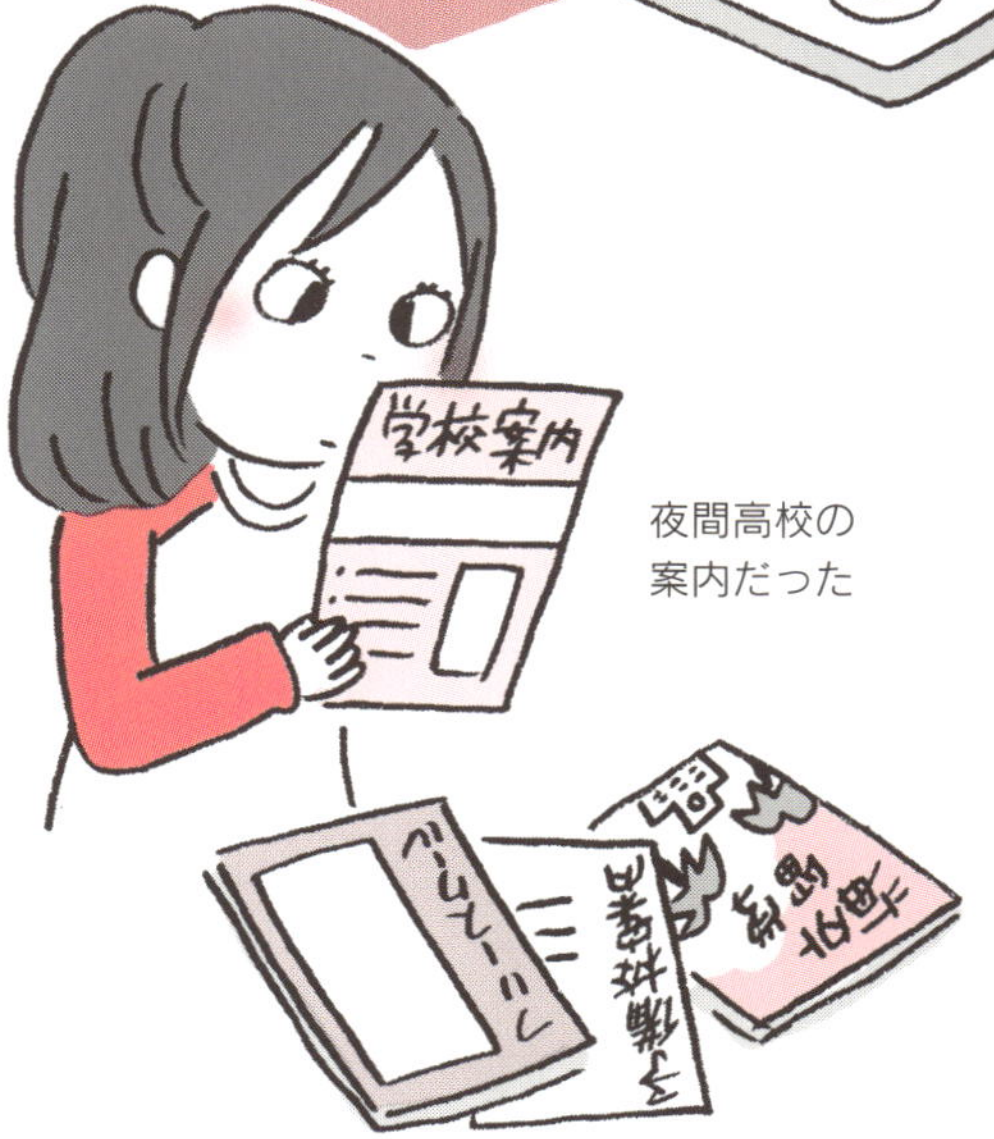
学校案内
夜間高校の案内だった

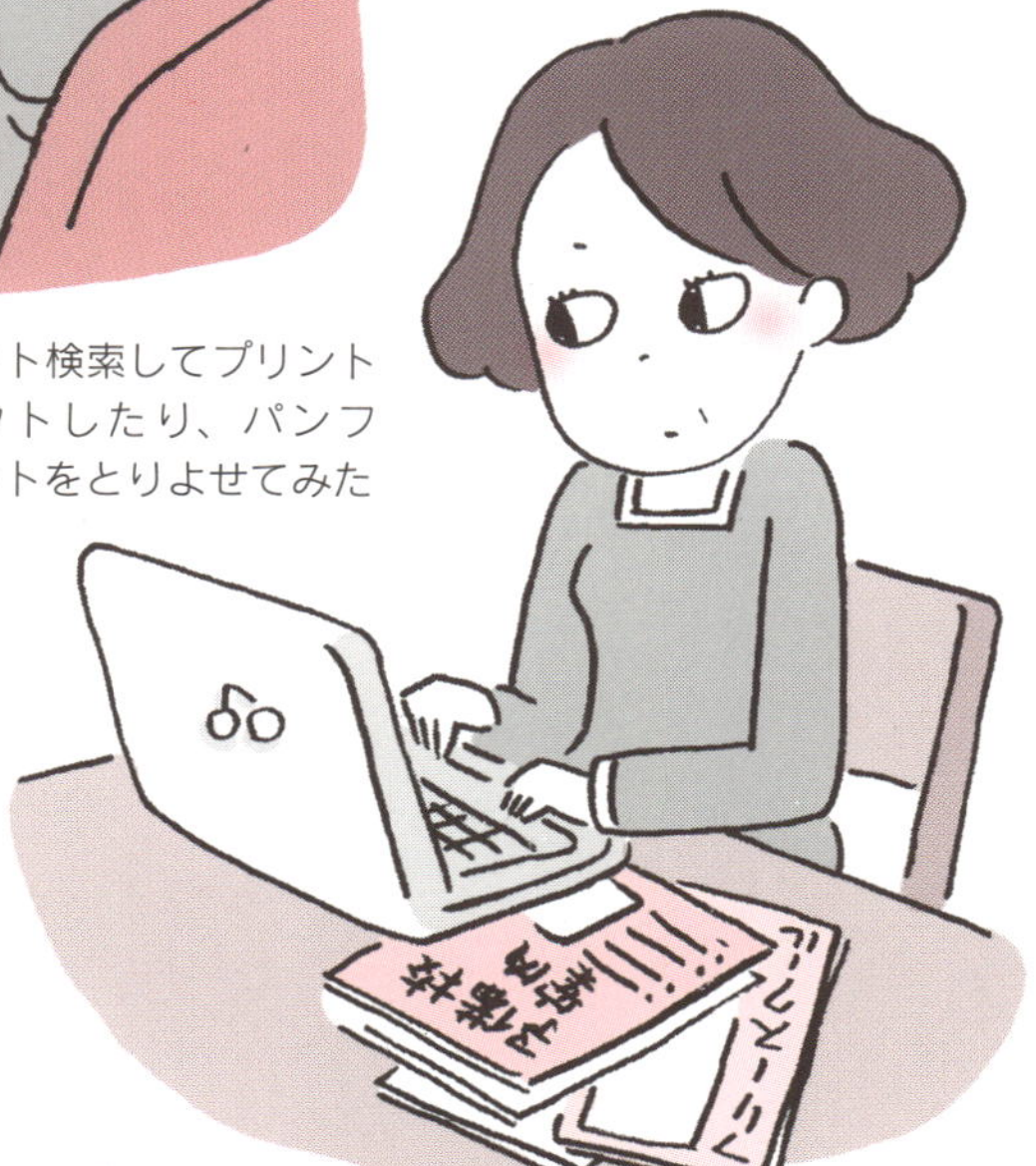
ネット検索してプリントアウトしたり、パンフレットをとりよせてみた

ふとパンフレットを手にとって

散らかっていたパンフレットを見つけたFさん。1枚をじっくり読みはじめました。ここなら行ってもいいと思い、申し込んでみることにしました。

進学の途を探す

一時はあきらめていた娘の進学。調べてみたら大検という途もあるし、今から通える高校もあるらしいとわかりました。娘に話したら「押しつけないで」とまた泣きわめかれました。

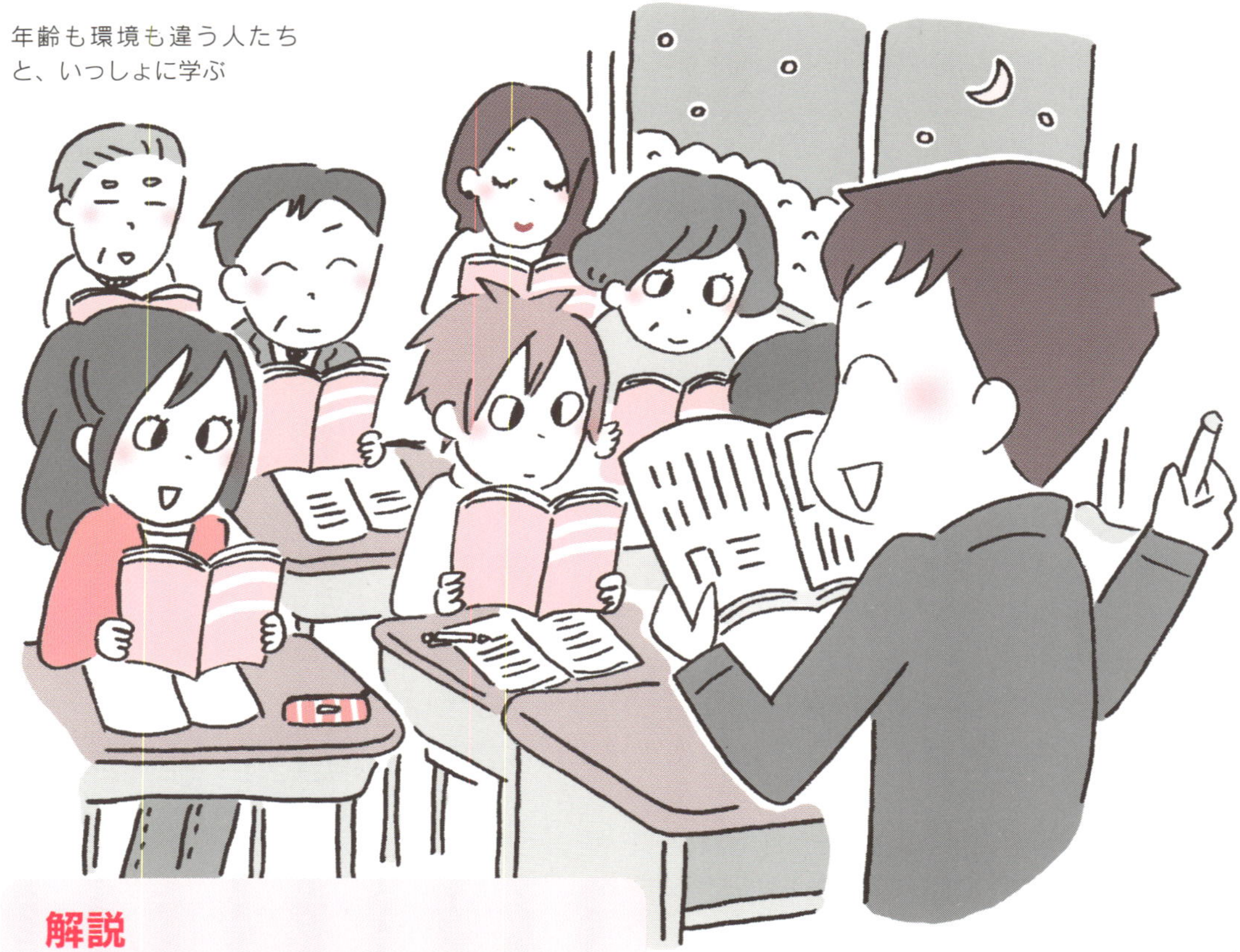

同級生の年代はバラバラだが、なかには気の合う人もいて、友達もできた

年齢も環境も違う人たちと、いっしょに学ぶ

解説

Ｅさんと Ｆさんが回復の道を歩きだした背景には共通点があります。２人とも、いろいろな年代の人がいる集団に属したことです。Ｅさんはアルバイト先で社会を学んでいます。Ｆさんも高校時代に同年輩の集団にあった緊張から解放されました。もうひとつ大きな要素も見逃せません。それは本人のプライドが満たされたという点。集団のなかで、おとなとしての存在が自覚できたのです。

夜学に通いはじめた

もともと勉強が嫌いではなかったＦさん。高校に通いはじめて、明るくなってきたようです。今もときどき感情が不安定になるので、病院へは定期的に通っています。医師とも落ち着いて話ができるようになってきました。

■ 監修者プロフィール

牛島定信（うしじま・さだのぶ）

市ヶ谷ひもろぎクリニック。1939年生まれ。九州大学医学部卒業、医学博士。1973年、ロンドン大学精神医学研究所留学。国立肥前療養所医長、福岡大学医学部教授、東京慈恵会医科大学教授、東京女子大学教授、三田精神療法研究所所長を経て、現職。著書に『境界例の臨床』、『人格の病理と精神療法 精神分析、森田療法そして精神医学』、『対象関係論的精神療法』（いずれも金剛出版）、共編著に『思春期青年期ケース研究 2 境界例 パーソナリティの病理と治療』（岩崎学術出版社）、監修書に『境界性パーソナリティ障害のことがよくわかる本』（講談社）がある。

● **編集協力**
オフィス 201

● **カバーデザイン**
小林はるひ
（スプリング・スプリング）

● **カバーイラスト**
山本正明

● **本文デザイン**
南雲デザイン

● **本文イラスト**
松本麻希

こころライブラリー　イラスト版

境《きょう》界《かい》性《せい》パーソナリティ障《しょう》害《がい》の人《ひと》の気《き》持《も》ちがわかる本《ほん》

2011年11月24日　第1刷発行
2022年 4 月 6 日　第4刷発行

監修	牛島定信（うしじま・さだのぶ）
発行者	鈴木章一
発行所	株式会社 講談社 東京都文京区音羽 2-12-21 郵便番号　112-8001 電話番号　編集　03-5395-3560 販売　03-5395-4415 業務　03-5395-3615
印刷所	凸版印刷株式会社
製本所	株式会社若林製本工場

N.D.C.493　98p　21cm

ISBN978-4-06-278967-7

■ **参考文献**

牛島定信『境界例の臨床』（金剛出版）

牛島定信『境界性パーソナリティ障害
日本版治療ガイドライン』（金剛出版）

牛島定信『心の健康を求めて－現代家族の病理－』
（慶応義塾大学出版会）

上島国利／市橋秀夫編『精神科臨床ニューアプローチ 5
パーソナリティ障害・摂食障害』（メジカルビュー社）

成田善弘『改訂増補　青年期境界例』（金剛出版）

林公一『境界性パーソナリティ障害』（保健同人社）

成田善弘編『境界性パーソナリティ障害の精神療法－
日本版治療ガイドラインを目指して』（金剛出版）

河合隼雄／成田善弘編『境界例』（日本評論社）

岡田尊司『パーソナリティ障害　いかに接し、どう克服するか』
（PHP 研究所）

町沢静夫『ボーダーラインの心の病理』（創元社）

『こころのりんしょう à·la·carte』第 25 巻第 1 号（星和書店）

KODANSHA

講談社　健康ライブラリー　イラスト版

新版　入門　うつ病のことがよくわかる本

六番町メンタルクリニック所長
野村総一郎　監修

典型的なうつ病から、薬の効かないうつ病まで、最新の診断法・治療法・生活の注意点を解説。

ISBN978-4-06-259824-8

新版　双極性障害のことがよくわかる本

六番町メンタルクリニック所長
野村総一郎　監修

絶好調かと思えばどん底。その苦しさは双極性障害かも。財産、家族、命までも失いかねない病気。早期発見を！

ISBN978-4-06-259813-2

トラウマのことがわかる本
生きづらさを軽くするためにできること

こころとからだ・光の花クリニック院長
白川美也子　監修

つらい体験でできた「心の傷」が生活を脅かす。トラウマの正体から心と体の整え方まで徹底解説！

ISBN978-4-06-516189-0

拒食症と過食症の治し方

大阪市立大学名誉教授
切池信夫　監修

5分間だけ吐くのをがまんして！　自分でできる治し方をくわしく図解。原因はダイエットだけじゃない！

ISBN978-4-06-259804-0

なかなか治らない難治性のうつ病を治す本

杏林大学教授　はるの・こころみクリニック院長
田島　治　監修

うつ病が治らないのは薬のせい？　じつは双極性障害？　治療法を見直して不要な薬を整理し、心の回復力をつける

ISBN978-4-06-516188-3

自傷・自殺のことがわかる本
自分を傷つけない生き方のレッスン

国立精神・神経医療研究センター精神保健研究所
松本俊彦　監修

「死にたい」「消えたい」の本当の意味は？　回復への道につながるスキルと適切な支援法！

ISBN978-4-06-259821-7

講談社　こころライブラリー　イラスト版

双極性障害（躁うつ病）の人の気持ちを考える本

順天堂大学医学部精神医学講座主任教授
加藤忠史　監修

発病の戸惑いとショック、将来への不安や迷い……。本人の苦しみと感情の動きにふれるイラスト版。

ISBN978-4-06-278970-7

うつ病の人の気持ちがわかる本

大野裕、NPO法人コンボ　監修

病気の解説本ではなく、本人や家族の心を集めた本。言葉にできない苦しさや悩みをわかってほしい。

ISBN978-4-06-278966-0